辟谷简史

华胥子 著

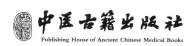
中医古籍出版社
Publishing House of Ancient Chinese Medical Books

图书在版编目（CIP）数据

辟谷简史 / 华胥子著 . — 北京：中医古籍出版社，2020.9

（2024.6 重印）

ISBN 978-7-5152-2160-1

Ⅰ . ①辟… Ⅱ . ①华… Ⅲ . ①禁食—养生（中医）Ⅳ . ① R247.4

中国版本图书馆 CIP 数据核字（2020）第 169533 号

辟谷简史

华胥子　著

责任编辑	张　磊
封面设计	有　森
出版发行	中医古籍出版社
社　　址	北京市东城区东直门内南小街 16 号（100700）
电　　话	010-64089446（总编室）010-64002949（发行部）
网　　址	www.zhongyiguji.com.cn
印　　刷	北京华强印刷有限公司
开　　本	710mm×1000mm　1/16
印　　张	26.75
字　　数	280 千字
版　　次	2020 年 9 月第 1 版　2024 年 6 月第 2 次印刷
书　　号	ISBN 978-7-5152-2160-1
定　　价	68.00 元

宇宙在乎手,

万化生乎身。

——《黄帝阴符经》

食色，性也；辟谷，道也。

前言 PREFACE

　　打开《辟谷简史》，你将会有一系列奇遇，这一系列的奇遇可不仅是关乎历史上那些各种得道高人、硕儒高僧、医学圣手、文学大家、文化泰斗以及帝王将相、高官显宦、王公贵族在辟谷这件事情上有趣的感怀与美妙的践行，也不仅仅是辟谷所展示的修行哲学对古老的华夏文明独特的影响与深刻的塑造，它会使你对自身所蕴含的奥妙有所发现，这种发现将是一个全新的生命源头。

　　其实，在整个创作的过程中，我也同样经历了一系列奇遇。这个奇遇值得继续穿行，这个奇遇不仅是一条路，还是一扇门。

　　《辟谷简史》借鉴亚洲史书特有的纪传体形式，主要通过记叙具体人物的活动、言论，反映辟谷的历史起源、发展与演变，记录一些有趣事件，编辑一些重要辟谷文献。同时，穿插引用大量的有关辟谷的中国古代诗词。本书无力处理一个令人生畏的庞大主题，只想成为一部有趣的思想和知识的读本。

从远古时期中华人文始祖黄帝开始，穿过历朝的强盛大国，停在现代（从五四时期到新中国成立时期被定义为现代，1949年中华人民共和国成立之后，被定义为当代）。只选入四个身世横跨现代与当代的人，分别是中国佛教协会成立发起人释虚云（1840-1959）、中国道教协会创会副会长兼秘书长陈撄宁（1880-1969）以及钱钟书（1910-1998）和南怀瑾（1918-2012），他们被誉为中国国学大师。

具体历史人物大都是基于"四有"条件入选《辟谷简史》，确有其人；确有其事；确有著述；确有影响。假若入选，人物又以何种身份入选？本书中正式入选者分为三种身份：一种为辟谷践行者，一种为辟谷参与者，一种为辟谷相关者。

举例加以说明：王羲之的《兰亭序》、颜真卿的《祭侄文稿》和苏轼的《寒食帖》，被后人誉为"天下三大行书"。这三位大家皆与道家或道教有着不解之情缘，正史或家谱中都有相当明确的记载。

"书圣"王羲之"世喜养性、神仙之术""羲之雅好服食养性"，晚年与辟谷的道士许迈"炼丹于剡县之鼓山"，在《晋书·郗愔传》中记载有"与姊夫王羲之、高士许询并有迈世之风，俱栖心绝谷，修黄老之术"。采为信史将其本人作为"辟谷践行者"入选。

颜真卿以书法名垂千古，作为著名政治家，他一生践行儒家风范。但他同时又为道教信徒所崇奉，《太平广记·颜真卿传》中将其列为"神仙"之列，《历世真仙体道通鉴》中也将其列入仙传。他给道教四大女仙之一的麻姑写"坛记"，给著名道士李含光写碑铭，与著名道士吴筠联名唱和并为其整理遗文，为道教名作《玄真子》作者张志和撰写碑记。他曾郑重宣布过，对道教的一些养生方法没有什么非议（"吾无间然"），但暂无法找到更权威的资料可证明他本人进行过辟谷，故采为信史将其作为"辟谷相关者"入选。

苏轼，因创作过若干首关于辟谷的诗词，如《和陶拟古》"世人欲困我，我已长安穷。穷甚当辟谷，徐观百年中"；《赠诗僧道通》"殊辟谷，常啖蜜"；《和阳行先用郁孤台韵》"拔葵终相鲁，辟谷会封留。用舍俱无碍，飘然不系舟"；《留题仙都观》"学仙度世岂无人，餐霞绝粒长辛苦。安得独从逍遥君，泠然乘风驾浮云，超世无有我独行"；《寿星院寒碧轩》"日高山蝉抱叶响，人静翠羽穿林飞。道人绝粒对寒碧，为问鹤骨何缘肥"；《侄安节远来夜坐》"便思绝粒真无策，苦说归田似不情"；《和陶杂一诗》"越子古成之，韩生教休粮。参同得灵钥，九锁启伯阳"。他还专门写过记载有辟谷功法的文章《辟谷说》，故将其作为"辟谷参与者"选入。

"四有"条件里的"确有影响"是指入选人物有一定历史地位或在当代有一定知名度，或两者兼有，这一点是仁者见仁智者见智。本书中有一定侧重表述的入选人物大致名单如下（按拼音顺序先后排列）：白居易、宝掌和尚、白玉蟾、百丈禅师、曹植、陈泥丸、赤松子、陈造、陈抟、陈撄宁、达摩、杜光庭、范蠡、高濂、葛洪、葛玄、甘地、广成子、鬼谷子、郭璞、汉武帝、汉钟离、洪迈、弘一、华胥氏、黄帝、黄庭坚、黄遵宪、贾岛、姜夔、姜子牙、孔安国、孔子、寇谦之、老子、李白、李泌、李道纯、李涵虚、李贺、李鹏飞、李筌、李时珍、莲花生、梁武帝、列子、刘海蟾、柳华阳、刘禹锡、卢仝、陆西星、陆修静、陆游、吕洞宾、马奇、孟子、密勒日巴、欧阳修、南怀瑾、潘师正、彭祖、钱钟书、屈原、容成公、邵雍、施肩吾、司马承祯、司马相如、宋太宗、苏轼、孙不二、孙思邈、孙中山、谭峭、唐僧、唐玄宗、陶弘景、屠呦呦、王重阳、王羲之、王阳明、魏伯阳、魏华存、伍冲虚、谢自然、辛弃疾、徐福、徐渭、许逊、虚云、颜真卿、杨泉、尹喜、益西措嘉、于吉、曾国藩、张澡、张伯端、张道陵、张果老、张君房、张景岳、张良、张三丰、张仲景、周癫、朱熹、朱元璋、庄子。

《淮南子·人间》记述春秋时鲁国人单豹避世居深山，喝溪水，"不衣丝麻，不食五谷，行年七十，犹有童子之颜色"（为史籍所载最早之辟谷实践者）。《北史·李先传》记载，先少子皎，"服气绝粒数十年，九十余颜如少童"。《宋史·刘庭式传》记载，"庭式后监太平观，老于庐山，绝粒不食，目奕奕有紫光，步上下峻坂如飞，以高寿终"。《北史·隐逸传》称陈道士徐则"绝粒养性，所资唯松术而已，虽隆冬冱寒，不服棉絮"。以上事例虽为历代官方正史所记载，但因当事人影响力有限而不做专门论述，且绝少引用，此类人物无以计数。

本书的资料来源大分有四类，第一类是神仙传记、志怪小说、传奇小说、笔记小说；第二类是二十五史（中国历代的二十五部纪传体史书的总称），它包括《史记》《汉书》《后汉书》《三国志》《晋书》《宋书》《南齐书》《梁书》《陈书》《魏书》《北齐书》《周书》《隋书》《南史》《北史》《旧唐书》《新唐书》《旧五代史》《新五代史》《宋史》《辽史》《金史》《元史》《明史》《清史稿》二十五部史书；第三类是《辟谷简史》入选人物本人的存世作品（含少量有争议作品，含有文学艺术类和学术专著类）；第四类是历代道经、佛经以及丹经。值得在此一提的是，作为泱泱诗歌大国，辟谷所蕴含的智慧及精神广泛地化用到各朝代诗人的作品当中，因此本书也大量引用了有关辟谷的诗词，作为辅助性资料。

我对资料使用与处理基本原则是，第一类、第二类、部分第三类以阙疑的态度采信，第三类及第四类部分以悬疑的态度仅供参考对照。

本书若称为《中国辟谷简史》似乎未尝不可，这也是辟谷的源流所致。古代外国的具体人物只略及四人，即世界三大宗教之基督教、伊斯兰教、佛教的创教人，以及印度"国父"甘地，我计划在下一本侧重于论及当代辟谷的专著（《辟谷疗法》）中呈现更多外国的具体人物。另外，相关的"辟谷术"（功法）书中绝少涉及，同样放在下本专著《辟谷疗法》当中。相应的"辟谷方"则少量涉及，也只在记述孙思邈、高濂和李时珍等医学家时，从其具有学术和临床价值的医学与养生学专著中选入。

《辟谷简史》重点在于记叙具体人物的辟谷事迹，而非辟谷或者修道的理论与方法，若有纰漏、割裂与缺乏，敬请各界人士批评斧正。由于成书仓促，在材料的拥有与剪裁、体例的一致与完整、文字的简洁与统一等方面，都存在不少缺点，粗陋与浅薄之处敬请读者包涵。

英国历史学家埃尔顿（Geoffrey R. Elton）说："历史研究并非对过去的研究，而是对过去的当前痕迹的研究；如果人们所说、所想、所做以及所经历的事情没有留下任何痕迹，那么这些事情就好像从来没有存在过。至关重要的因素是当前的证据，而不是过去的存在这一事实；从严格意义上来说，那些没有材料来回答的问题并不是问题""历史学家的方法有时促使他依据消失之物周围仍然存在的事物来重建它，不过限制依然是重要的，在实践中尤其如此。"（《历史学的实践》）

正文后附有两篇《附录》。

《附录》中《书中人物简介》以索引形式提供给读者，有助于对相关人物有更完整的了解。

《附录》中《辟谷者信条》短文很美，它表现了辟谷所代表的普遍原则或主张，或有助于读者理解、激奋与提升生命的价值。

目 录 CONTENTS

黄帝，认识了身体，就认识了一个国家 / 1
容成公，世界并不设立一个标准，每个人都各有其道 / 3
辟谷，三位倡始者分别是容成公、鬼谷子和张良 / 5
老子：为无为，事无事，味无味 / 7
一个有趣的关于辟谷的故事 / 9
一个看起来是关于太极拳和瑜伽的故事 / 13
它们是全人类的珍宝！ / 15

第一章　人类的文明史，大量记载了辟谷这码子事 / 17

自古：和尚吃素，道士辟谷 / 18
孔子对家里人说："不食者，不死而神。" / 21
碧岩，想要修道学仙，就得学会辟谷 / 23
刘禹锡，如果人人都有一座庙堂，那里面供的应该是自己 / 25
李白，一个中国道士中最有名的诗人 / 27
李鹏飞，人有 180 岁的"三元寿命" / 29
看看所谓科学，告诉我们到底能活多久？ / 31
方瞳道长与绿发道长，咋回事？啥意思？ / 33

司马承祯说，神仙分为五类 / 35
什么？《圣经》里的人能活几百岁，真成仙了？！ / 37
宝掌，你可以活得更长久，比所能想象的还长 / 39
彭祖，认为自己伤了元气，恐怕活不太长久 / 41
三皇"尧、舜、禹"，还有炎帝到底活了多久？ / 43

第二章 辟谷是源流文化，一个广义的世界级概念 / 45

佛家，把辟谷纳入生活方式 / 46
孔子，吃什么，决定了你成为什么人 / 48
孔安国，吃什么很重要，留下什么更重要 / 49
瑜伽，曾经也是修炼仙道的 / 51
达摩，佛教有"教外别传"修炼法门 / 53
莲花生，要修行，就要辟谷 / 55
东方智慧，正在引领世界健康之旅 / 58
张三丰，终南山辟谷三年，创立了太极拳 / 60
让急匆匆的身心"暂停"，方可绵绵不绝，用之不勤 / 62
诸葛亮，在弥留之际告诫子孙"不为良相，便为良医" / 64
裴一中，什么样的人才是妙手回春的医者呢？ / 67
卢仝，茶疗是食疗皇冠上那颗最耀眼的明珠 / 69
张仲景，最后一个经方：损谷则愈 / 71
孙中山："文明程度愈高，则去自然亦愈远，而自作之孽亦多。" / 72

第三章 辟谷不仅是面对食物的隐居 / 75

钱钟书，充满烟火的生活，是东方之爱 / 76

陆龟蒙，辟谷不是克制欲望，而是超越欲望 / 78
陈造，大国崛起时，撑死的比饿死的多 / 80
唐玄宗，原是一个超级吃货，晚年开始辟谷 / 82
填满你的日子，不要填满你的肚子 / 84
辟谷，一种非常特别的社交活动 / 86
"节食"与"减食"是初级的辟谷，或是预备辟谷 / 88
邵雍，辟谷人生是一种生命态度 / 90
九种饮食虽名为斋戒，其实都是广义的辟谷 / 92

第四章 辟谷，天地的盗贼 / 95

庄子，辟谷的基本概念是什么呢？ / 96
辟谷分成两类，"有为辟谷"与"无为辟谷" / 98
尹喜，一以贯之的服气辟谷术 / 99
姜夔，服气就是辟谷，或辟谷必须服气 / 101
服气，看看轩辕黄帝、老子还有南怀瑾怎么说 / 103
孟子，儒家的"儒"，是人之所需也 / 105
重要的观点再强调一下：辟谷不等于绝食，辟谷必须服气 / 107
司马承祯，"道士皇帝"的师父怎么说服气与辟谷？ / 109
谭峭，一切皆化，万事万物的根本就是"化" / 111
张居正，"餐霞"是一种高级的服气辟谷术 / 114
方瞳道长，为什么要辟谷就"不要淫荡"？ / 117
苏轼，一种听起来比"餐霞"更神奇的"食光" / 119
屈原，"中国文学家的老祖宗"，他的辟谷更美 / 121
曹植，餐霞与饮沆瀣，就是仙人的饮食 / 123
司马相如，沆瀣为饮霞为餐，超尘脱俗的仙家生活 / 126

第五章　辟谷，是来自宇宙的沐浴，是对五藏的修炼 / 129

王阳明，住进了阳明洞，还起了"阳明山人"的号 / 130
王阳明，你总是在打拼，就是不打坐 / 133
张良，辟谷与当官一样，都是一种专业 / 137
赤松子，服水才是一种专业级别的辟谷术 / 139
他是首富，自号陶朱公，喜欢用桂树枝煮水喝 / 141
吃蔬果，加服气，是一种很容易掌握的日常的辟谷术 / 143
姜子牙，服饵是道教看家的一种养生延年术 / 145
神农氏，服饵更是一种增益其效的辟谷术 / 147
服饵辟谷，一种最具中国特色的辟谷术 / 150
服药辟谷，是一种有明确治疗目的的辟谷术 / 152
高濂，《遵生八笺》有很多辟谷方剂 / 154
李时珍，幼年以神仙自命，晚年又号濒湖山人 / 157
李时珍，发现了经络是如何被发现的秘密 / 159
葛洪，主张炼金丹服食，再加上服气来辟谷 / 161
魏伯阳，唯有内、外丹才可"道成德就" / 165
"饥食自然气，渴饮华池浆，可使长饱也" / 168
"三尸九虫"是道教对人体内部寄生虫的总称，辟谷可以杀之 / 170
"北七真"，修道成仙，需要"三虫已亡" / 172

第六章　辟谷，是一种科学的，也是哲学的实验 / 175

第一个母亲叫华胥氏，"华夏"和"中华"中的"华"字皆源于她 / 176
龚居中，模仿胎儿咽口水，即能滋养五脏 / 178
张景岳，上厕所解手时必先咬定牙根 / 180

张君房，服酒也能辟谷，但只有高手才可以 / 183
丘处机，"酋长"与"尊长"就是远古时管酒的人 / 185
葛玄，胎息是服气辟谷的高阶功夫 / 188
陈抟，以"睡功"闻名天下，一睡就是一百多天 / 191
内丹，是胎息后的高阶功夫，这个自古练成的可不多啊！ / 193
李泌，堪比范蠡与张良，还是轻功高手 / 195
伍冲虚，道系与佛系的结合，有助于丹功修炼 / 197
弘一，用亲身体验告诉我们："辟谷换心" / 199
辟谷可以换心，可能还把李叔同度进了佛门 / 201

第七章　辟谷是性命双修，心身灵化 / 203

苏元朗，性命双修，不是男女之间的房中术 / 204
李道纯，性命双修，可分为性功与命功两种修炼 / 207
孙悟空，向菩提老祖学的就是性命双修的长生妙道 / 209
陆西星的东派，李涵虚的西派，都主张性命双修 / 211
张伯端，性命双修就是你的"五彩霞衣" / 213
许逊，忠孝与修道也是一种性命双修，天上没有不忠不孝的神仙 / 215
郭璞，中国风水学鼻祖，慨然赴死，真实面对自己 / 218
杨泉，嗨！喝凉水都长肉的原因在这里 / 220
总结一下：道者，气也，保气则得道，得道则长存 / 222
张澡，辟谷，能让你长出一张娃娃脸 / 224
老子，要活得像一个小孩子，保持元气 / 226
孙思邈，活得像一个小孩子时，才有可能活到 141 岁 / 228
《存神炼气铭》绝对值得一读，你可以自己找来读 / 230
在庄子和列子两位真人心目中，中国最美神仙是她 / 232
她们为什么这样美丽？ / 234

第八章　辟谷，既是一个过程，也是一个结果 / 237

孙不二，为了一心修道，把自己搞成麻脸 / 238
辟谷，修炼丹功，伴随始终的法门 / 240
魏华存：第一位出家修道的女道士，而且是上清派祖师 / 242
黄庭坚，张耒，跟师父苏轼一样都会辟谷 / 245
陆修静，辟谷修炼也是一种斋戒 / 248
陶弘景，辟谷可以养性延命，还给皇帝画了两头牛 / 251
谢自然："童女派"的开宗者，在万人瞩目中白日飞升 / 254
王重阳，挖了一个"活死人墓"，在里面辟谷修道 / 257
"打七"起源于佛陀在菩提树下，七日证道 / 259
虚云，打禅七入定，釜中芋头坚冰如石 / 261
吕洞宾，自然辟谷，一种内丹的功用 / 263
钟离权，长期辟谷不食是内丹成就的检验标准 / 265
张果老，但信老人言，绝不当驸马，快快走起 / 267
何梦桂，修丹可以辟谷，辟谷也可以修丹 / 269
李荃，人不过是万物的贼，偷多少由你自己来定 / 271

第九章　辟谷是世世代代的祈祷 / 275

曾经，辟谷是一项承载着信仰的宗教功课 / 276
张道陵，创立道教后，代代都有高道修习辟谷 / 277
《古兰经》，斋戒是为穆斯林规定的一种生活制度 / 280
斋戒，在多民族居住的地区，让穆斯林更长寿？ / 282
贾岛说，一粒蛋可以长成大鹤，这就是辟谷的意义 / 283
施肩吾，服气辟谷20年，智商都达到一个远超寻常的神奇程度 / 285
白居易，无关东西，辟谷是自己的医生 / 287
宋太宗，辟谷是"王炸" / 291

第十章　辟谷犹如布施 / 293

唐玄奘，为了去西天取经，先学了辟谷术 / 294
《大唐西域记》中，记录了唐玄奘取经路上所经历的奇怪辟谷 / 296
人是观念的囚徒，生命有无比的奥秘，可惜人类自己不知道 / 298
王安石，辟谷求仙有些扯 / 300
甘地，辟谷，是抑或增男女之欲？ / 302
绿发道长，避免盲目禁欲带来身心的压抑所造成的疾病 / 304
密勒日巴，他也辟谷，但皮肤是绿的 / 306
白玉蟾，9岁写诗吓坏了考官，12岁写诗预告了自己的一生 / 308
天才儿童白玉蟾，认为自己的一生很美 / 311
道教中有不少以疯癫示人的高道，徐渭，却是国产梵高 / 313
对于常人来说，辟谷为了吃得更尊贵 / 316
对人类未来，我们还有三大疑问 / 317
潘师正，"一切有形，皆含道性" / 319
减食节欲，心灵的加法哲学 / 322

第十一章　辟谷是和平的身心改造法 / 325

苏轼，不要辜负了方瞳道长 / 326
"无洋不成文，有外始信真"的认知泥潭 / 328
朱熹，"只有两件事：理会，践行" / 329
寇谦之，居"帝师之位"，显扬新法 / 332
杜光庭，对道教法事做了非凡的规范，后世遵行 / 334
辛弃疾，五十八岁写了一首词《八难之辞》/ 336
朱元璋，晚年亲撰长文，记录他与一位仙人的往事 / 339
放牛娃当上了皇帝后认为：《道德经》"乃万物之至根，王者之上师，臣民之极宝" / 342

于吉，为恶不须受恶报，为善反而会遭恶报 / 345

彭祖，长生之道不仅被禁传，人还要被追杀 / 348

第十二章　我在众妙之门，等你复归其根 / 353

佛门有所谓的扫地僧，道门也有一位箍桶匠 / 354

屠呦呦、箍桶匠与"隔壁老王" / 357

白玉蟾问：这辈子是否有缘修成金丹不死之身？ / 359

曾国藩，时时刻刻就像在养病时一样保养自己的身体 / 362

曾国藩，早餐从来不吃菜，每天一个无盐餐 / 365

其实，世上只有两种人，一种是凡僧，另一种是圣僧 / 367

李贺，"天若有情天亦老" / 369

辟谷，就像一位从历史的暗处走出的美人 / 371

后记　谷神不死，拥抱无止无终 / 373

附录一：书中人物简介索引 / 379

附录二：《辟谷者信条》 / 399

致谢 / 401

楔子

十二万年香不灭,

从渠捣麝作灰尘。

　　　　——曾国藩《次韵何廉昉太守感怀述事十六首》

黄帝，认识了身体，就认识了一个国家

这是轩辕黄帝最长的一次斋戒，整整三个月，他没有过问朝政。他向门走去，门好像是自己打开的一样。外面的空气只比屋里的空气多了些许凉意，但同样芬芳。在他身后，地上的白茅依然像刚刚铺上去的。

当门打开时，广成子就知道走进来的这个人已经不是原来走出去的那个人了。三个月前，轩辕黄帝从千里之外来到这间屋子时，刚好用了19年的时间平定了天下。他来见广成子，想探究如何获取天地的能量，洞悉阴阳的变化，让天下太平，风调雨顺，五谷丰登；让百姓安居乐业，五畜兴旺。就像所有帝王一样，他想遮住太阳的光芒。所以，广成子就把他骂了出去。

轩辕黄帝膝行而进，经过三个月的时间，他终于明白要跟从自己的内心，而不再跟从自己的大脑。"先生，我这次来，想斗胆问一下，如何安定自己的身体，可以让我自己长生不死？"

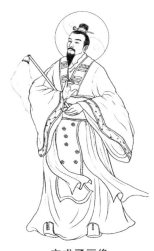

广成子画像

"这个问题问得好！"一直是头朝南躺着的广成子翻身而起，完全不像是一个已经1200岁的人。

这个被记录在《庄子》里的故事，一直以来在古老的道教人士中流传，却被世俗社会当作神话而忽视。自从汉武帝独尊儒术之后，一直到了今天，这个故事变得令人费解。这期间，似乎只有一位知音，即庄子以后一千年的唐睿宗。他在被中国第一位女皇帝武则天从皇帝宝座上搞下来，又被搞上去之后，诚恳召见了道士司马承祯，也想请教如何治理国家，这次对话仿佛是历史重现。

问曰：理身无为则清高矣，理国无为，如何？

答曰：《庄子》曰："游心于澹，合气于漠，顺物自然而无私焉，而天下理。"《易》曰："圣人者与天地合其德。"是知天下不言而信，不为而成。无为之旨，理国之道也。

上清派第十二代宗师的司马承祯的回答，让唐睿宗想到了这个轩辕黄帝问道广成子的故事，也让他通过这个故事更加理解了"身国同构"的概念。治理国家就如同治理身体，学会治理身体，就学会了治理国家；国家本来无须治理，每个人管好自己的身体就好了。

治理好身体，不再被圣人们独占独为，而成为每一民众所享有的权利。

容成公，世界并不设立一个标准，每个人都各有其道

中国第一部纪传体通史《史记·轩辕本纪》中对轩辕黄帝的开挂人生用五个字进行了高度概括：

且战且学仙。

他从广成子处求得至道之后，辞别下山，在那个铺着白茅的草棚门前迎接他的是容成公。容成公是指导他的老师之一，也是过去三个月里唯一与他共居一室，每天一起打坐的人，这个故事记载在《列子·汤问》中（"唯黄帝与容成子，居空峒之上，同斋三月，心死形废"）。

容成公并没有跟随轩辕黄帝回返国都，而是留在了崆峒山。或许是因为他的使命已经完成，或许他也想求道于广成子，继续深造一下。据传当时容成公的寿命是200岁，与广成子已经1200岁年龄相比，确实还稚嫩了些。中国第一部系统叙述神仙的传记，成书于西汉的《列仙传·容成公》与成书于北宋的《云笈七签·轩辕本纪》对此均有记载

（"有窖成公善补导之术，守生养气，谷神不死，能使白发复黑，齿落复生，黄帝慕其道"）。

轩辕黄帝却有些不舍，脸色有些变化。他回到国都之后，还建造了"五城十二楼，以候神人即访"，"神人"容成公对他很重要。容成公被广泛确认有两个主要身份：一个身份是房中家（《汉书·艺文志》著录《容成阴道》二十八卷列为房中家）。汉晋间，盛传房中术，容成公的声望亦最盛，但"容成法"渐有被"彭祖法"取代之势，这是因何呢？难道又是年龄的原因？毕竟彭祖活了800多岁。容成公的另一个身份是阴阳家（有《容成子》十四篇归入阴阳家）。

但他还有两个重要的身份少为人知：一个身份是围棋的发明人，中国明代著名棋手、中国围棋史上杰出围棋编纂家林应龙在他的著作《适情录》中明确记载："易统云：围棋作于容成公，其黑白输赢之机，即阴阳消长之道，盖因历法而错综之耳。"这与容成公已确认的阴阳家身份有着某种一致性。容成公的另一个重要身份是道教葆和宗的三位倡始者之一。

所谓葆和，别名辟谷，葆和宗就是以辟谷方式进行修炼的法门宗派。

辟谷,三位倡始者分别是容成公、鬼谷子和张良

按1957年成立的中国道教协会创会副会长易心滢传下来的"道教分宗表",表明道教分宗分派实始于宋、元。"仙宗、金液、聚玄、长淮、葆和、调神、南宫、苍益、健利、科醮"分别名列道教十家正宗之中,其中葆和宗(辟谷)的三位倡始者分别是容成公、鬼谷子和张良。

鬼谷子是道家代表人物,是谋略家、纵横家的鼻祖。据说他是老子的弟子。他隐于世外,将天下置于棋局。他的弟子门生孙膑、庞涓、苏秦、张仪、商鞅、毛遂等出将入相,决定列国存亡,推动着历史的走向。秦始皇对于鬼谷子是非常敬仰的,这也就是始皇求仙的另一版本,记录在汉代东方朔写的《海内十洲记》中。在这本类似《山海经》的奇书中,正是因为鬼谷子,秦始皇才信服徐福并委派他带领3000童男童女去海外寻找长生不老药,徐福是鬼谷子亲手培养的关门弟子。

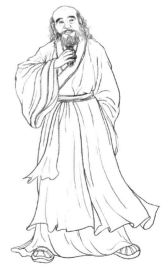

鬼谷子画像

徐福是一个很有造诣的医生，出生于沿海一带，对于海情十分熟悉，在跟随鬼谷子期间，学习的就是辟谷修仙之术，更是系统掌握了医学、天文、航海等知识。同时，又有师父鬼谷子的背书推荐，这样看来，徐福可以说是为秦始皇出海的不二人选。

出海，不是因为有海，也不仅是因为有一个关于长生不老的梦想，而是因为有一个关于长生不老的使命。这里面很可能隐含着一个奥秘，所谓长生不老药并非一定指什么具体的药材，而是象征中国文明生生不息的种子。或许并不是寻找，而恰恰是流布。

老子：为无为，事无事，味无味

一百只脚的蜈蚣是无法理解两只脚的公鸡是如何走路的，今天似乎没有人能读懂《道德经》。它的作者叫老子，他在中国的历史上非常著名，可是，人们竟然连他到底姓什么都不确定。《史记》称老子"修道德，其学以自隐、无名为务""盖老子百有六十余岁，或言二百余岁，以其修道而养寿也"。

老子是修炼达到很高境界的人，《道德经》就是他的修炼心得。认识《道德经》的本来面目，把握它的唯一途径，只有实修实证。修炼有成的时候，才能够体悟它的道理。

广成子、容成公、鬼谷子其实应该不是他们的本名，道家是没有名字的。所取的不过是称号，也是临时外号的意思。容成公的名字取意来自有容乃成，有容乃公。《道德经》第十六章："容乃公，公乃全，全乃天，天乃道，道乃久，没身不殆。"这是老子在向容成公致敬。

据说容成公也是老子的老师，老子很多东西学自

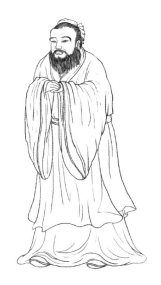

老子画像

容成公。老子作为中国历史上继虞朝、夏朝、商朝之后的第四个王朝的国家图书馆馆长（不仅是国家图书馆，而且是国家文物馆，还是中央文献博物馆），很有可能接触到容成公的上古著作。这些著作在周王朝分裂时，在战乱中遗失了一些，还有就是被孔子删除了一些，被秦始皇烧毁了一些。

《老老恒言》为清代著名养生学家曹庭栋75岁时所著，又名《养生随笔》。书中从老年人心理和生理特点出发，广泛阐述了日常生活的养生方法，浅近易行，被后世奉为"健康之宝"。书中所记载的《显道经》中有老子关于辟谷的一个对话。

或问：道欲绝谷，五藏有微病如何？老子曰：且勿绝谷，节食为之，又百日之后断谷。

但在五千言的《道德经》中并没有直接的关于辟谷方面的论述或者教诲，只有第二十四章中的一句，意思是，吃得很多，或背负而行，没有人喜欢，有道之士更不会让自己这样：

其于道也，曰余食赘行。物或恶之，故有道者不处。

在《道德经》第六十三章，再次出现了全书主旨，我们斗胆将其称为"九字真言"。道为德之体，德为道之用，这九个字是"德为道之用"的最高指导方针：

为无为，事无事，味无味。

把无为当作为，把无事当作事，把无味当作味。世界上真正好的味道，就是没有味道的味道，没有味道是什么味道？就是本来的真味，那是包含一切味道的。

一个有趣的关于辟谷的故事

南宋开国公、光禄大夫、著名文学家洪迈在他的笔记小说《夷坚志》中写了一个故事。

话说京城汴梁,有一个叫张拱的人,家里穷得经常揭不开锅,考大学也名落孙山,父亲哪里去了也不知道,只有母亲龚氏相依为命。因母亲祖上世代为医,所以张拱也懂得一些医术,就在自家偏僻的后门上挂了一块诊所的招牌,但没有任何生意。

一天早上,他刚穿上衣服,还没来得及洗脸,一抬头,看见一个道长迎着朝阳而来,眼睛亮亮的,对着太阳都不会眨一下。书中说他"目光同然,射日不瞬",眼睛清澈明亮,炯炯有神,坚定有力,目光像能够穿透人体、物体一样,这是百脉皆通时出现的现象。古人形容这样的眼睛都叫方瞳,那么我们就叫他方瞳道长吧。

方瞳道长直接走进诊所,也不打招呼,往后一抖道袍,就坐在正座上。

张拱很不爽,给了一个脸色,对道长说:"你什么意思？"方瞳道长说："只是来见你啊。"张拱心想这种没有礼貌、看起来又不怀好意的人，京城里到处都是，得赶快打发了，从身上摸了半天，找出一个铜板，扔给了道长。方瞳道长笑了，说："贫道不是来要饭的，只因你命有异禀，好像是特殊材料制成的人，特来与你聊聊，为何这么不淡定？"张拱激灵了一下，马上戴上帽子（宋朝时不戴帽子见人是很没礼貌的），上茶，开聊。这一聊不要紧，高深莫测，闻所未闻。张拱又给了一个脸色，上一回脸色是冷的，这一回却是热的，脸红着掉了下书袋子说："鄙人，眼凡心惑，仙君幸见临，愿终教之。"方瞳道长说："你小子有什么要求？"张拱说："家里太穷了，有了上顿没了下顿，如能让我不吃就能饱，这是我最大的愿望啊！"

正好门口有一个拎篮子卖枣的路过，方瞳道长把刚才张拱扔给自己的那枚铜板，买了七枚枣子，转过头对张拱说："神仙不认为辟谷是很高级的，但不食五谷、不动烟火却可以让自己的身体没有渣滓、垃圾和污浊，没了这些东西就牛大啦，或许可以得道成仙啊。那个很有名的张良虽然也辟谷，但还需要一点丹药做补充，真是绕了很大的弯子。不过，你想要学会不吃就能饱的本事，那你能从今天起再也不淫荡吗？"方瞳道长也掉一下书袋子说："人不能淫，俗念自息，俗念既息，则仙才也。"张拱使劲加拼命地点头。

方瞳道长手拿买来的七枣静静地看了看，吹了一口气说："来，今天你吃了这几粒枣，以后就可终身不用吃饭了。如果有人强迫你吃也不用担心，就吃呗。吃了之后，不想吃就会自动恢复辟谷态。但我提醒你，你还有老母妻子,她们不会理解的。你已经吃了这七粒枣子,我也算满足了你不吃就能饱的愿望。50年后你就可以如蝉出壳,逍遥自在啦。之后,就不关我的事啦!"说完,方瞳道长往前一抖道袍,起身而去。

张拱肯定使劲挽留,方瞳道长出门,眨眼之间就没了踪迹。张拱知道这绝不是一个寻常人,连续几个月都怅然若有所失。从此后他一闻到饭菜就要吐,就像有些怀孕的女人一样,后来干脆就不吃饭了。就这样过了两年,也不拉粪撒尿了,神气明爽,步趋轻利。有时候有些小骄傲想看看自己的体力,就从旦至暮,围着京城外面转一圈,两三个马拉松,没问题,很轻松。

张拱的母亲有病20年,用什么药都不灵,随便吃了七枣的剩核之一,第二天就好了。张拱信守不再淫荡的诺言,视妻如路人,不发生男女关系。他的老婆郭氏性情刚烈,天天气鼓鼓的,不能助夫成德,也不愿接受丈夫领妻行道,干脆自己气死了。家里其他人一看这还了得,即担心之,又怀疑之,就逼张拱吃他们做好的食物。吃就吃呗,一吃就相当于好几个人的饭量,而后,还是不吃,也可以吃,反正随心所欲。张拱的朋友们怀疑他在玩魔术，就把他关在一间房子里，搞封闭式内测，他开心得很，绝对配合。这时生意也来了，有人找他看病，他带着药匣就去了，看完病，给完药，就坐到病者床边，一个安静的美男子，几个星期或者一个多月，一杯水也不喝，一粒米也不吃，只是"喜饮酒，好作诗"，从此过上自己想要的不吃就能饱的日子，似乎活成了一个神仙。

这个故事的有趣之处很可能在于"不吃就能饱"和"不能和女人淫荡"，这两点其实就是食与性。《孟子》中说：食色性也。应该读作"食色，性也"，食是动词，有喜爱的意思；色，为美好的意思，即喜爱美好的东西（也许是食物），是本性使然。后人解读中，将这句话和孔子的一段话放在一起，引起一些无关紧要的混淆。孔子在《礼记》里讲"饮食男女，人之大欲存焉"。

故事中，张拱因为家庭贫困而要辟谷，看起来是迫不得已而为之。反过来，假如张拱家里很富有是否就不需要辟谷呢？这确实是一个令人有些困惑的问题；如果他既不是一个穷人，也不是一个富豪，而是一个中产阶级即所谓的小康之家，是否需要向一个有缘来度化的道士学一学辟谷呢？难道就因为他长着方瞳吗？辟谷到底有什么好处呢？最后还有一个问题：辟谷为何要节欲？

这个有趣的故事不是一个故事，可能是一个认真的寓言。

一个看起来是关于太极拳和瑜伽的故事

"航天员刘洋都在天宫一号展示太极拳了。"天宫一号是中国首个自主研制的载人空间实验平台，2011年11月3日它与神舟八号的交会对接成功，标志着中国成为世界上第三个独立掌握航天器空间交会对接技术的国家。在同年的3月份，中国向联合国教科文组织申报了"皮影戏"为"世界非物质文化遗产"并最终获得了批准，而在更早的2008年和2009年，两次太极拳进行"申遗"都遗憾落选。

中国河南省温县太极拳申遗领导小组一位负责人说："就连我们的宇航员都练太极，所以说我们已经让它进入外太空了！"当地的一些重要相关人士认为，太极拳是中国最具代表性的传统优秀文化符号之一，已成为中国对外文化交流的重要桥梁和纽带，已得到国际和国内广泛认可。目前已传播到150多个国家和地区，有80多个国家和地区建立了太极拳组织，全世界习练太极拳人数超过3亿人。

2011年，韩国的跤拳成为首个获得"申遗"成功的武术项目。在此之前，你是否听说过跤拳？

《太极拳申遗何时成功？中国人很着急！》这是美国华尔街日报发表的标题文章。中国人真的着急吗？继联合国教科文组织批准"皮影戏"成为"申遗"项目之后，中国在2013年把两年一次的机会用来申报"珠算"。当然，"珠算"同样获得了批准。

2016年12月1日印度瑜伽被列入了非遗名录。联合国教科文组织政府间保护非物质文化遗产委员会表示，瑜伽蕴含的古代哲学影响了印度社会从健康、医学、教育到艺术的方方面面。评价说："瑜伽的诞生，是被用于帮助个人实现自我，缓解他们经历的各种痛苦，并帮助他们达到一种解脱状态。不分老少都在练习，它也跨越了性别、阶层和宗教的界限。"

旨在提高全世界对于练习瑜伽可以带来诸多益处的意识。在2014年联合国宣布每年的6月21日为国际瑜伽日时，你可能会发现有一点点不同，这个国际瑜伽日是由印度总理莫迪倡议的，此后的每一年，他都会亲自在"瑜伽日"带头与数万人一起练瑜伽。

它们是全人类的珍宝!

中国太极拳是外在的流动中,有内在的静止;而印度瑜伽是外在的静止中,有内在的流动。这两者都是身心和谐的体悟运动,都是阴阳合一。

无论几百年的太极拳,还是几千年的瑜伽,都不是被历史淹没的古老传说,而是当今最有价值的人类遗产。从其生生不息的鲜活特征来看,它们不应仅仅被定义成民族独特的"传统文化",而更应该就是独特的"民族文化"。它们不仅是见证,更是存在。它们既是今天的必需,也属于未来的文明。

有一些顶级的概念是文化结晶,可能无法用其他文字意译,比如"道德""阴阳""混沌""太极""八卦""瑜伽""功夫""师父""易经"等。或者说,无法用其他文字意译,只能音译的概念,本身就代表着一种文明的高度。

那么辟谷呢?贯穿了中华文明五千年的大规模人体实验及其理论总结到底有什么样的价值?可以

为今天与未来的世界带来什么样的贡献呢？通过辟谷，能否让世人更加了解中国，热爱中国，从医学到文学，从艺术到哲学，从宗教到文化等各个方面？

据《宗教词典》定义："辟谷，原为中国古代的一种呼吸养生方法，同吐纳相似。"据《辞海》定义："辟谷，是方士道家当作修炼成仙的方法，亦称断谷、绝谷，即不吃五谷的意思。"

这些粗线条的定义，与一笔带过并无区别，如果需要换一种具有时代感的表达，又该如何给辟谷重新下定义呢？

第一章

人类的文明史，大量记载了辟谷这码子事

自古：和尚吃素，道士辟谷

和尚为何要吃素？标准答案是"往生的必要条件"，这个往生就是涅槃之果，也是解脱之道。

自南朝梁武帝亲撰《断酒肉文》之后，吃素日渐流行于世，吃素已不再是佛门之事，正可谓素行天下，已成为全球化的生活方式。

和尚吃素不等于持戒，但吃素等于不杀生，不杀生是持戒。据说吃素不仅可以让我们远离邪灵、贪欲，还可以让我们保持健康，还可以改善环境生态，更重要的是没有杀业。总之，吃素是一种大功德。

道士为何要辟谷？标准答案是"成仙的必要条件"。因为，人食五谷杂粮，要在肠中积结成粪，产生秽气，阻碍成仙。

元朝尚书郎、诗人卫宗武在他的《为徐进士天隐赋辟谷和吟》中讲明了道士要"修道学仙"，就只有走辟谷这条道：

> 人身口腹乃大患，举世凡夫为此恼。
> 厚味腊毒尤伤生，甘旨肥醴偏害道。
> 学仙万虑要屏除，有累俱为方寸扰。
> 希夷辟谷功始成，抱朴休粮法宜效。

所以丹丘诸羽人，莫不餐松茹灵草。

谁云不食胃徒空，入道门衢此为要。

诗中"希夷"是指北宋华山派祖师陈抟老祖，而"抱朴"是指东晋著名道士葛洪，他们都因"辟谷（休粮）"而有所成就。

道教内丹南宗五祖白玉蟾曾给道教正一派历代天师都题过一首诗。在《赞历代天师·第十三代讳光字德昭》中，他描绘了这位天师因为辟谷而获得了某种神通：

几年辟谷学飞行，挥破秋空一点青。

才到暮林风月夜，洞天隐隐步虚声。

在中国古代诗歌中并没有找到含有"吃斋"二字的诗词，"吃斋"这个词在元朝以来的通俗文学或戏曲中才大量出现，往往与"念佛"合用。吃斋与吃素并不是一回事，即使对于佛教来说，吃斋主要是指过午不食。遗憾的是人们只知"吃斋念佛"，却不知"辟谷学仙"。

宋朝有一位"无名氏"留下了两千多首词，看词风很像是同一位作者，从所写内容上尚无法判断他是和尚还是道士，也许两者都不是。他在《渔家傲·我有光珠无买价》中写道，几百种疾病都可以"斋罢"：

　　我有光珠无买价，光明常照芝田下。更无之乎并者也，知音寡。世间谁是能行者，一万精光神守舍。四百四病都斋罢，透出火龙归造化。回仙驾，更无一点尘随马。

　　如果人类有一本功德簿，是否在记上"吃素"这一笔的同时，也记上"辟谷"这一笔呢？

孔子对家里人说："不食者，不死而神。"

《家语》记录着大圣人孔子对家里人所说的内部讲话，有一句话这样说：

不食者，不死而神。

"神""仙"二字现今常放一起合用，就像"呼吸""牙齿""声音""管理"等都分明是两个概念却常合用一样，就很容易产生误解。解释起来也比较啰唆，简言之，神为先天神或后天敕封神、祖先神，都是高不可攀的和敬畏当道的。很可能我们一生无缘成为其中一员，今天若还有人称神，我们最好敬而远之，跑之，因为极大可能这是一位神经病。

神，全世界都有；仙，则为凡人修炼或机缘造就，是以喜马拉雅为中心地带的特产文化。

《说文解字》是我国第一部系统分析字形、考究字源的文字学著作，成书于东汉，由许慎编著。《说文解字》中说："仙：长生仙去。从人

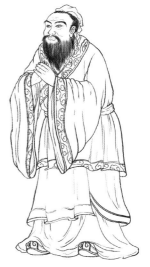

孔子画像

从山。"稍后成书的《释名》由东汉刘熙所作,也是一部专门探求事物名源或语源学的重要训诂著作。《释名》中说:"老而不死曰仙。仙,迁也,迁入山也。"

简言之,仙是指古代中国神话和宗教中修炼得道而长生不死的人,即指能达到更高或至高境界的人。如果说猴子能够进化成人,人为什么不能继续进化达到更高的境界?达到更高境界的人需要一个命名的话,我们可否称作仙?道家与科学是同一种精神下的两种途径,目标都是提升,都是向上的"迁",无非是一个向内探索生命的本身去提升,一个向外探索生命的本身去提升,都是对宇宙真理的认识。

关于仙的文化称为仙道文化,从先秦、秦汉、魏晋六朝、唐宋、元明清直至近、现代,源远流长,更是产生于中国本土的道教信仰中重要的组成部分,或者更明确说就是核心教义。广义的仙道是智慧生命本性的显现,是智慧生命想从各种约束中挣脱出来,追寻更多自由的精神。狭义的仙道是成为长久的存在,围绕着从生老病死中解脱出来这个目的,而形成的变化万千的修身炼养方式。

英国科学技术史专家李约瑟,在其所著《中国的科学与文明》(即《中国科学技术史》)中说:

道家思想从一开始就有长生不老的观念,而世界上其他国家没有这方面的例子,这种长生不老的思想对科学具有难以估量的重要性。

仙,就是活在天堂的人,同时,他们也活在人间。

碧岩，想要修道学仙，就得学会辟谷

扪心自问，没有人想死，每个人都想获得自由。"要多久时间，某些人才能获得自由"，喊出这个歌的人在2016年荣获了诺贝尔文学奖，他就是美国摇滚、民谣艺术家鲍伯·迪伦。克林顿任命其为肯尼迪中心荣誉会员，并称赞他做出"激发国家良心的贡献"。鲍伯·迪伦还说：

我不想不朽，我只想不死。

晚唐贯休是著名画僧，尤其是所画罗汉，更是状貌古野，绝俗超群，在中国绘画史上，有着很高的声誉。他也是诗僧，能诗善书，在他给一位辟谷的和尚写的《休粮僧》诗中，非常明确地说，辟谷可以获取自由：

不食更何忧，自由中自由。

身轻嫌衲重，天旱为民愁。

应器谁将去，生台蚁不游。

会须传此术，相共老山丘。

人类自身努力的目标，或者修行的结果，都是为了获得自由，中国人在古代时称之为逍遥，后来曾经称之为解放，今天还称之为可能性。在儒，初为贤，终为圣；在佛，初为罗汉，终为佛；在道，初为仙，终为神。神仙既是道的化身，又是得道的楷模。

唐朝碧岩先生的《中山玉柜服气经》中，虽然短短的几句话却非常清晰地描述出辟谷（绝粒）与学道修仙的基本关系、逻辑和步骤：

夫求仙道，绝粒为宗；

绝粒之门，服气为本；

服气之理，斋戒为先。

《中山玉柜服气经》的这段话非常有影响力，已成为后世之人的辟谷指南。

刘禹锡,如果人人都有一座庙堂,那里面供的应该是自己

唐朝"诗豪"刘禹锡曾担任过很多官职,曾任监察御史(相当于中纪委书记),甚至参与对国家财政的管理。他在担任和州刺史(相当于省委书记)期间,写下千古名篇《陋室铭》,通过描写"陋室"恬静、雅致的环境和主人高雅的爱好来表达自己两袖清风的风范和安贫乐道的隐逸情趣。

刘禹锡一开篇就表明了,山是怎样的山,室是怎样的室,都不重要,向内的观看才是仙的本色,超越才是生命追求的至高境界。他的意思是,如果人人都有一座庙堂,那里面供的应该是自己。

山不在高,有仙则名。水不在深,有龙则灵。斯是陋室,惟吾德馨。苔痕上阶绿,草色入帘青。谈笑有鸿儒,往来无白丁。可以调素琴,阅金经。无丝竹之乱耳,无案牍之劳形。南阳诸葛庐,西蜀子云亭。孔子云:何陋之有?

是心随物转，还是物随心转，才见仙与俗的分别。这让人想起莎士比亚的那句诗："即使把我关在胡桃壳子里，我依然尊贵如帝王。"对于房子这种用来住的物理空间的理解，刘禹锡在他的另一首著名的诗中通过时间流逝进行了表达：

旧时王谢堂前燕，飞入寻常百姓家。

何况"诗豪"的好友个个都是文化大咖，朋友圈里有韩愈、元稹、裴度、令狐楚、王叔文等，数不胜数。他与白居易二人晚年都定居洛阳并成了邻居。与唐宋八大家之一的柳宗元是铁哥们儿（他和刘禹锡合称"刘柳"）。有一次刘禹锡被朝廷下放播州（今贵州遵义），刘母已80高龄，无法前往，关键时刻，柳宗元连夜写了一道奏章，请求把他的就任地点跟刘禹锡对调。

"诗豪"住在这间陋室，没有飞扬尘土，只有潺潺流水，一条竹林掩映的路，经常还有辟谷（餐霞）修仙的人到访。他写道：

尚有竹间路，永无尘下尘。

一闻流水曲，重忆餐霞人。

李白,一个中国道士中最有名的诗人

"诗仙"李白在25岁左右,也就是现在大学研究生刚毕业的年纪,到了当时的京城长安,当上了最高领导人唐玄宗的机要秘书,参加草拟文件等工作。他被皇太子秘书处处长,即他的诗人朋友贺知章称为"谪仙人"。

不满两年他就撂了挑子,李白说自己"五岳寻仙不辞远,一生好入名山游。"在《感遇》中,他说自己:"十五游神仙,游仙未曾歇。吹笙吟松风,泛瑟窥海月。西山玉童子,使我炼金丹。欲逐黄鹤尽,相呼向蓬阙。"在《凤吹笙曲》中说:"仙人十五爱吹笙,学得昆丘彩凤鸣。始闻炼气餐金液,复道朝天赴玉京。"

他云游到泰山时,也遇到过一位方瞳道长(当然不太可能是同一个道士):"山际逢羽人,方瞳好容颜。扪萝欲就语,却掩青云关。遗我鸟迹书,飘然落岩间。其字乃上古,读之了不闲。感此三叹息,从师方未还。"(《游泰山六首》)

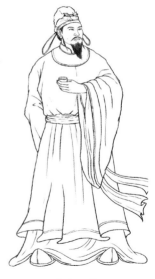

李白画像

他云游到太白山时，还遇到过一位绿发的道长："中有绿发翁，披云卧松雪。不笑亦不语，冥栖在岩穴。我来逢真人，长跪问宝诀。粲然启玉齿，授以炼药说。"（《古风五十九首》）

他的诗歌构建了他理想中的仙道人生："古来贤圣人，一一谁成功。君子变猿鹤，小人为沙虫。不及广成子，乘云驾轻鸿。"（《古风五十九首》）

李白20岁时授长生箓（可以理解为佛教的受戒或密宗的灌顶），成了一名道士，相当于拥有法师资质。李白用诗歌记录了当时的场景，并借机把自己的人生理想与抱负描述了一番：

天上白玉京，十二楼五城。

仙人扶我顶，结发受长生。

误逐世间乐，颇穷理乱情。

九十六圣君，浮云挂空名。

如果我们知道了李白是一个道士，将会更好地理解与欣赏他的诗歌。李白在授箓前五年即他15岁时创作的诗中就记载了服气和炼丹，那么，他是否有可能开始进行着相关的炼养实践呢？

李鹏飞，人有180岁的"三元寿命"

《三元参赞延寿书》是南宋末朝人李鹏飞撰集的，他在序中说，他刚出生两周，就随生母迁居到淮北；成年之后，所居住的房子又没了。他没有说明是因为什么原因，总之，孤儿寡母"**哀号，奔走淮东西者，凡三年**"，直到有一天，已是花甲之年的他在路过一个"庞居士旧址"时，遇上了一位出来采药的道长。

道长90多岁了，却长着长长的乌黑发亮的头发，李鹏飞在序中说他"绿发童颜"。李白在游太白山时也遇到过"绿发翁"，古人经常用此来形容那些修行或擅长养生的人，所以我们就叫他"绿发道长"吧。两人也是很有缘分，相谈甚欢，不知不觉东方发亮。从绿发道长那里，这位不幸的李鹏飞始知人的年寿应由"天元、地元、人元"三部分构成：每元60岁，三元共180岁：

人之寿，天元六十，地元六十，人元六十，共一百八十岁。不知戒慎，则日加损焉。精神不固，则天元之寿减矣；谋为过当，则地元之寿减矣；饮食不节，则人元之寿减矣。当宝啬而不知所爱，当禁忌而不知所避，神日以耗，病日以来，而寿日以促矣。其说皆具见于黄帝、岐伯、《素问》、老聃、庄周及名医书中，其与孔孟无异，子归以吾说求之，无他术也。复为余细析其说，且遗以二图，余再拜谢。

李鹏飞与绿发道长道别之后，当夜未睡，反思自己之前的所作所为，非常悔恨，因此决定投身于积功累德的健康事业。他将这位绿发道长传授的"三元养生诀法"编撰成养生学著作《三元参赞延寿书》，在这一点上，他显然要比那位受教于方瞳道长的张拱有着更多的社会责任感。

李鹏飞在序中说自己年纪70，母亲年纪91，自己无以仰报，只有好好侍奉；同时天有好生之德，也愿意把这本书花点钱印出来，以供老百姓安乐、太平与健康。

看看所谓科学，告诉我们到底能活多久？

正常人到底能活多少年？不同的学者从不同的视角考察，采用不同的方法所推算出来的年限是不同的。

第一种：生长期测算法（荷兰解剖学家巴丰）：哺乳动物的寿命相当于生长期的5~7倍。人的生长期需要15~20年，由此测定人的自然寿命应为100~175岁之间。

第二种：性成熟期测算法（哈尔列尔等科学家）：哺乳动物的寿命一般应为性成熟期8~10倍，人的性成熟期为13~15岁，由此推算出人的自然寿命应为100~150岁。

第三种：细胞分裂次数与分裂周期的乘积计算法（美国赫尔弗·利克）：哺乳动物的自然寿命是其细胞分裂次数与细胞分裂周期的乘积，人体细胞分裂次数为50次，分裂周期为三年，由此测定人的自然寿命应在110~150岁之间。

上述三种研究成果表明，人类自然寿命至少可以活到120~150岁之间，这里的最高值175岁似乎与绿发道长所说的"三元寿命"差不多，却搞得很科学。

在中国第一部纪传体通史《史记》中记载，中国"人文始祖"轩辕黄帝"且战且学仙"，最终得道成仙、乘龙飞升时是120岁，这个年纪恰好与犹太人的民族领袖、犹太教的创始者摩西去世时年纪120岁一样。因此还流传有一种说法，人的正常寿命（即《黄帝内经》中所说的"天年"）应该是120岁。据说，数字120成为全球急救电话与此有关。

方瞳道长与绿发道长，咋回事？啥意思？

"谪仙人"李白的作品在清朝时被整理成《李太白全集》，整理者叫王琦，是一位著名出版人和注释家，他对李白在泰山遇到方瞳道长的诗注道："按仙经云：八百岁人瞳子方也。"

东晋王嘉是中国短篇小说的奠基人之一，他的古代中国神话志怪小说集《拾遗记》写道："老聃（即老子）在周之末，居反景日室之山，与世隔绝，有黄发（不是绿发）老叟五人……瞳子皆方，面色玉洁，手握青筠之杖，与聃共谈天地之数。"

方瞳人，其瞳，炯炯有神，神光棱棱而显方形。传说中，在仙人眼里，尘世中的一切毫无掩饰。也许辟谷的炼养能让人长出方瞳，至少是宋朝的诗人中很多都是这么想的。

以其形容健康长寿之相，如宋朝大文豪苏轼："君年甲子未相逢，难向君前说老翁。更有方瞳八十一，奋衣矍铄走山中。"（《子玉以诗见邀同刁丈游金山》）

以其形容服气辟谷的修仙者，如南宋吏部侍郎、诗人葛立方："餐霞吸瀣炯方瞳，时着青裙拜木公。玉女投壶天为笑，却来绣岭伴仙翁。"（《四绝赠马浩然法师·木公》）

以其形容长期的辟谷功效，如南宋著名诗人舒岳祥："渐收少年辟谷效，养取眼力成方瞳。处寿此法颇简易，有能修之神气弃。"（《六月十四夜久雨新霁见月极佳坐观万堂中收拾》）

方瞳道长的族类还有一些是长着绿发的，或者绿发方瞳才是他们族类的共同特征。在这个族类，辟谷是他们的家常便饭。

如北宋宰相兼任枢密使、状元陈尧叟："紫陌红尘无一点，绿毛仙骨有千龄。当时听法谈玄者，环佩锵锵拱上清。"（《洞霄宫》）

如南宋著名诗人、文学家、政治家杨万里："蓬莱老仙出迎客，朱颜绿发仍方瞳。餐菊为粮露为醑，染雾作巾云作屦。"（《十月四日，同子文，克信，子潜，子直，材翁》）

如宋朝道士黎道华："空山楼观才烟霭，山根水作青罗带。道人绿发映方瞳，呼吸岚光餐沆瀣。"（《金石台遥碧堂》）

到了明朝，这个族类依然存在着，而且还有了一个明确称呼"陆地仙"。如明朝东林党的领袖之一，清初诗坛的盟主之一，清朝礼部侍郎钱谦益写道："只今七十仍壮年，绿发方瞳陆地仙。"（《王郎行》）

司马承祯说，神仙分为五类

葛洪是东晋著名道教学者、炼丹家、医药学家，他曾受封为关内侯。他在著作《抱朴子》中引用了《仙经》的三等神仙分类法：天仙、地仙、尸解仙，并做了说明：

上士举形升虚，谓之天仙；中士游于名山，谓之地仙；下士先死后蜕，谓之尸解仙。

上清派宗师、唐明皇的道教师父司马承祯，在他的著作《天隐子》中说神仙分为"人仙、地仙、天仙、水仙、神仙"五类。

在这之前与之后，还有各种似乎更为专业的划分。到了清朝，一个叫王建章的人，他善画佛像，却著有道家著作《仙术秘库》，囊括了正统仙学绝少外传的各种仙家秘术248种。这本书是不可多得的秘典，对神仙的品级加以归纳总结，称为"法有三乘，仙分五等"。与司马承祯略有不同，其五等仙分别为"天仙、神仙、地仙、人仙、鬼仙"，这基本上是今天被广泛接受的神仙品位分级（类似的

分法也记载在《钟吕传道集》中)。他对神仙品级做了更细致的定位描述:

鬼仙:修士修行到死后,一丝精灵不灭,寄托一物长存,被称为阴神、鬼神、清灵之鬼、尸解仙,只有投胎夺舍,重新修炼,才能成为得天仙道果。

人仙:修士修行修到却病延年、无灾无患、寿登遐龄。但不悟大道,寿有尽时,无长生不老之果。

地仙:修士修行到辟谷服气、行及奔马、寒暑不侵、水火不惧,具有神通。但不悟大道,止于小成之法。不可见功,只是长生住世,而不死于人间者,为陆地游闲之仙。

神仙:修士因厌居尘世,用功不已,待功满忘形,胎仙自化。炼尽元神之阴滓,阴尽阳纯,身外有身。脱质升仙,超凡入圣。谢绝尘俗以返三山,乃曰神仙。

天仙:神仙悟得大道,登上大罗天,解脱无累,随时随地可以散聚元神,天上人间,任意寄居。神通广大,又被称为大罗神仙。

地仙就是"陆地仙"的简称,按以上说法,这个族类已经修炼到不饥不渴、寒暑不侵、长生不老,自决生死的地步,他们或许个个都是方方瞳孔、长长绿发?

什么？《圣经》里的人能活几百岁，真成仙了？！

在《长阿含经》中记载了佛祖释迦牟尼对人的寿命的论述，说人类寿命逐渐从八万岁减至百岁：

> 汝等当知，毗婆尸佛时，人寿八万岁。尸弃佛时，人寿七万岁。毗舍婆佛时，人寿六万岁。拘楼孙佛时，人寿四万岁。拘那含佛时，人寿三万岁。迦叶佛时，人寿二万岁。我今出世，人寿百岁，少出多减。

释迦牟尼说他当时的人，寿命都没过一百岁：

> 佛时颂曰：如我今时人，寿命不过百。

在《佛说七佛经》中，释迦牟尼进一步说明了人寿只有百年，是因为当时的人是生活在"五浊恶世"：

> 而出于五浊，人寿一百岁。

我们再来看看另一部逾越千年的著作《圣经》。

在所谓上帝降下大洪水之前，即创世记，有七位寿命超过900岁的人，他们被称为"人瑞"，就是亚当、塞特、以挪士、该南、雅列、玛土撒拉和诺亚。当中最长寿的是玛土撒拉，他一共活了969年，他好像没什么名气，却有一位名气大得不得了的孙子，就是造诺亚方舟的那位诺亚。此外，《圣经》至少还提到另外25位"人瑞"，这些人都比现代人长寿得多。他们的寿命有的超过300岁，有的甚至超过800岁。然而，许多人认为关于这些"人瑞"的《圣经》记载都是虚构的。那么，我们应该相信这些记载吗？

使徒保罗说："《圣经》全都是上帝用圣灵启示的。"这一点上，与中国古代的很多道教典籍的来源有很大相同之处。《圣经》的头五卷书，又称摩西五经，就是摩西在上帝耶和华启示之下写成的。摩西绝对说得上是史上一位极有影响力和备受尊重的人物，犹太人视他为最伟大的导师，伊斯兰教徒将他视为一位伟大的先知，而基督徒就认为他预表耶稣基督。摩西既然是一位这么备受重视的历史人物，他的记载不值得相信吗？

有些人声称，古时计算时间的方法跟现代不一样，古人所说的一年等于现在的一个月。但是，我们如果分析一下创世记的记载，就会发现古时计算时间的方法跟今天并没有两样。根据《圣经》创世记，玛勒列65岁生儿子，之后还活了830年，死时895岁。玛勒列的孙子以诺生儿子时也是65岁。如果古人所说的一年等于现在的一个月，那么玛勒列和以诺生儿子时都只有5岁。如果换作是你，你可能拥有这种神奇的生育能力吗？

我们有理由怀疑《圣经》所记载的这些"人瑞"没有那么长寿，但你也许会问："就算那些古人真的那么长寿，跟我又有什么关系呢？"

宝掌，你可以活得更长久，比所能想象的还长

在大洪水之前出生的人十分长寿，这可能说明：人有巨大的潜能可以活很久。我们可以引用一个《圣经》所给出的结论：正是因为罪和不完美的身心，人类才会患病、衰老和死亡。其实这个结论引出的却是一个问题：如果有罪和不完美的身心，如何才有可能解决？或者，按照世界老年学的理论，衰老是不是一种疾病？

"人瑞"都生活在大洪水之前，我们再来看一位大洪水之后出生的。有一位和尚，是印度婆罗门贵族的儿子，出生时间相当于中国战国时期周威烈王十二年丁卯（公元前414年）七月七日午时，世称千岁宝掌。因为他出生时，左手握拳，至七岁剃发，始展掌，故取名宝掌。宝掌和尚是历史上比较有名的和尚，据传，在他500多岁时，决定到东土震旦（即中国）去寻找真谛，现在的黄梅县（即伏羲演画卦爻的场所）建有他的道场老祖寺。又据说，他圆寂的时候已经一千多

岁了。《五灯会元》卷二、《嘉泰普灯录》卷二十四、《佛祖统纪》卷四十、《大明一统志》卷三十八等资料中都有相应记载：

  魏晋间东游中土，入蜀地参礼普贤。师具大慈，常不食，日诵般若等经千余卷。一日向大众道："吾有愿住世千岁，今年六百二十有六。"故有千岁之称。其后，参访五台、庐山等地，未久适逢达摩来华，师即向之请益，而得开悟。

  这位宝掌和尚自己的原定寿命是1000岁，当他在中国云游了800个州县的大好河山时，乐而忘年，时间不知不觉就过去了，而且对一位千岁级的人（哪怕是和尚）来说，也不太容易记住或者没事经常想起自己的年龄，当他有一天突然不知因何想，发现自己已经多活了72年，然后他准备了一下，7天后才圆寂的。

  宝掌和尚一生可算成前后两个500年，第一个500年，是遍游五天竺，第二个500年是遍游中国，为他"千年人生"画上了圆满的句号。这位1072岁的和尚拥有辟谷（"不食"）的能力，这方面有不少记载。比如，他来中国的第一站是登上峨眉山，朝礼普贤菩萨，住在大慈寺十余年，经常20天才吃一顿饭，其间不断的只有诵经。

  北宋著名文学家晁说之，晚年颇信佛学，日诵《法华经》，自称"天台教僧"，写过一首《初至郧州感事》诗。如果辟谷不为了活得像宝掌和尚这么久，但也可以帮助解除忧虑和邪气：

  长生非敢望，却粒实所钦。

  肠空不贮愁，虑绝发奇祲。

彭祖，认为自己伤了元气，恐怕活不太长久

在古代四川盛传的寿星有"一僧一道"。"僧"就是宝掌和尚，活了1072岁；"道"就是彭祖，活了约803岁。跟其他长寿人物属于传说故事不一样，这两个特殊人物在正史、偏史都有确切记载，籍贯、生平、事迹、过世，件件分明，连地点、时间也是记载得清清楚楚的。彭祖逝世于他的二十四世孙之时，若一代平均以33年计算，享年803岁并非没有根据。

彭祖认为自己伤了元气，恐怕活不太长久。这话听起来，他仿佛是在搞笑，或者是变着法在嘲笑我们。他曾跟一位来向他求教修行要点和延年益寿方法的女官说：我是遗腹子，三岁就死了母亲，又赶上了犬戎之乱，逃难到了西域，在那里待了一百多年。我从少年就死了父母失去了依靠，以后又陆续死了49个妻子，失去了54个儿子，多次遭难，损伤了我的元气。不管冷热，我的肌肤都没有光泽，营养护理得也很不好，形体瘦得像枯木，恐怕活不太长久，加上我的所见所闻也很浅薄，实在没有什

么可向别人宣扬的。

彭祖绝对是一位可以满足常人想象的仙人，他既是一位美食家，还是一位房中术大师（后世尊他为房中术的祖师，而不是容成公）。他认为，男女相辅相成，像天地相生是同一个道理。所以男女之间的事更要讲究以气养神，不能过分而失去协调。天和地按着阴阳交接的规律就可以永无终极，人如果失去交接的和谐就会受到伤害。

彭祖的房中术是一种长生之道，他说，人生在世本来就接受着天地之荫之气，但只要有适当的修养，就可以活到120岁。如果稍微懂点道术，就可活到240岁。再要多懂些道术，就可以活480岁。人如果避开伤害而得到阴阳和谐之术，就得到了长生之道。

《列仙传》中说：彭祖历夏至殷末，八百余岁。常食桂皮，善导引行气。又说彭祖隐退山中，住在竹子搭成的屋子里，吃着松叶当粮食（"纶竹为户，餐松为粮"）。彭祖和他的两个儿子彭武、彭夷隐居福建名山碧水之间，茹芝饮瀑（辟谷），遁迹养生，其所隐山，后人名曰武夷山。

如果彭祖偶尔感到身体疲倦或不舒服，就导引服气来治病患。他观想全身，让所运的气散布到身体的各部位，不论是脸上的九窍、肺腑五脏、手足四肢以至于身上的毛发，都让气逐一走到。这时就会觉得气像云一样在身体中运行，不一会儿就觉得通体十分舒畅了。

今天，我们还可以读到《彭祖闭气法》，这是一部关于服气功法的文献。

三皇"尧、舜、禹",还有炎帝到底活了多久?

都说古人活得短,人们只能活个二三十岁,已经有专家就这个题目写过非常可信的文章进行了反驳。今天的人喜欢用中国的GDP总量是世界第二来说大国的崛起,却不讲按人均的话,我们排在了大约第70位;正如用所谓平均寿命来偷换古人可以活得很长的事实,有时候,屁股决定了舌头。

尧(约公元前2190—前2046),约活145岁。因为记载帝喾四十五年尧15岁时被封为唐侯,帝喾在位63年,帝挚守孝3年后即位,9年后禅让给尧,尧即位时已经46岁了,即位时记载为丙子年(推算出公元前2145年),在位100年。

舜(约公元前2102年—前1993),约活110岁。因为古时只要前帝王还活着,后面的只能是代其行事,不能称纪元,尧七十年春正月,帝使四岳锡虞舜命。后尧活到100年驾崩,也就是舜实际执政31年(57岁)时还属于尧的纪年,尧死后守孝3年,舜纪年元年在己未年(公元前2042年),舜74岁在位14年时命禹代虞事,此时禹已61岁。到舜五十年去世,禹也已经是97岁。

禹(约公元前2089—前1982),约活108岁。舜去世时禹已代为执政37年,禹为舜守孝3年,到壬子年为大禹元年(公元前1989年),在位8年去世。

炎帝,是中国上古时期姜姓部落的首领尊称,号神农氏,又号魁隗氏、连山氏、列山氏。传说姜姓部落的首领由于懂得用火而得到王位,所以称为炎帝。从神农起姜姓部落共有9代,神农生帝魁,魁生帝承,承生帝明,明生帝直,直生帝牦,牦生帝哀,哀生帝克,克生帝榆罔,传位530年。

炎帝所处时代为新石器时代,相传炎帝亲尝百草,发展用草药治病;他发明刀耕、火种,教民垦荒种植粮食作物,他还领导部落人民制造出了饮食用的陶器和炊具。炎帝被道教尊为神农大帝,也称五谷神农大帝。还有部分史书记载炎帝生于公元前6548年,死于公元前6429年,根据这部分的记载,炎帝活了181岁。

西方认为正是因为罪和不完美的身心,人类才会患病、衰老和死亡;而东方的认知与此完全不同,东方重视长寿,相信死是一种罪恶。

第二章

辟谷是源流文化，一个广义的世界级概念

佛家，把辟谷纳入生活方式

到南宋与元朝相交之际，辟谷可能已经在佛教里流行起来。

"江西诗派殿军"、诗人方回被认为在历史上是有"污点"的。他给权臣贾似道写了100首梅花诗，当上了严州知府（相当于市长）。后见其势败，又上"十可斩之疏"。他在南宋做官，曾高唱死守边疆，但元兵来了，又望风迎降，并得任建德路总管（相当于管几个市的地级一把手）。人生若此，很不容易，所以一边升官，一边结交辟谷和尚。他诗中说自己也没有别的本事，除了写诗：

涉世痴何甚，休官老自应。

闲踪今野鹤，荣念已春冰。

频报宣麻相，新交辟谷僧。

微吟时得句，此外别无能。

自号潜山老叟、传世诗歌超过1000首的"诗僧"释文珦描写自己辟谷（休粮）的行禅生活：

禅貌如冰雪，禅心去町畦。

休粮烟火绝，养气语言低。

空室无关钥，随身止杖藜。

不曾游聚落，终老只山栖。

南宗山水画之祖、"诗佛"王维，苏轼评之曰："味摩诘之诗，诗中有画，观摩诘之画，画中有诗。"他曾官至尚书右丞（相当于副总理），也吃斋念佛，自号摩诘居士，他写的一首诗完全体现了"佛道双修"的人生：

好读高僧传，时看辟谷方。

鸠形将刻仗，龟壳用支床。

佛教规定弟子过午不食，一天只吃一餐，但是正因为过午不食，有时反而一餐吃得非常多。当代中国国学文化大师南怀瑾曾开玩笑说：

结果都变成糖僧了，都得了糖尿病。一餐吃很多，把胃吃得胀胀的，压迫到胰脏，慢慢胰脏不能活动，就得了糖尿病，所以变成糖僧了。

孔子，吃什么，决定了你成为什么人

在儒家的典籍中，《礼记》对中华民族意识形态影响作用之大仅次于《论语》。《礼记》是中国古代一部重要的典章制度选集，不仅书写先秦礼制，还记录先秦儒家的哲学思想、教育思想、政治思想、美学思想等，有"大戴版"和"小戴版"两个版本之分。"小戴"中说：

夫礼之初，始诸饮食。

这就是说，文明起于饮食。"大戴"中说：

食草者善走而愚，食肉者勇敢而悍，食谷者智慧而巧，食气者神明而寿，不食者不死而神。

到了唐朝，从修道人士流传到士大夫阶层的"不食五谷"开始有人把它称为"辟谷"，比如王维的诗"好读高僧传，时看辟谷方"，或如白居易的诗"苟无金骨相，不列丹台名，徒传辟谷法，虚爱烧丹经"。而在唐朝之前的古籍诗文中，主要以"却谷、休粮或绝粒"来表达辟谷。

因此，在记录万世师表孔子与其弟子门徒事迹与言行的《论语》中，有孔子被人围困在陈国与蔡国之间的"绝粮七日"。有人把这个绝粮解读成辟谷，这不足以立论。7天期间没有粮食吃，虽然可能是某种程度的辟谷，但把这种迫不得已的断粮当作辟谷，拿大人物举例，还是过于勉强了。

孔安国，吃什么很重要，留下什么更重要

孔子后代非常有名的不多，东汉孔融算一个，通过代表长幼有序美德的"孔融让梨"故事而家喻户晓。孔子的第十世孙孔安国学识渊博，擅长经学。汉武帝时被诏为博士，历任都尉、谏议大夫、临淮太守等职，他可能是孔子后代中名气最大的。他的知名度来自一本著作，当时鲁恭王刘馀扩建宫室拆除孔子故宅，在一处墙壁里稀里哗啦地发现一大堆竹简，不得了啦，原来是古文《尚书》。

《尚书》是中国最古老的皇室文集，是中国第一部上古历史文件和部分追述古代事迹著作的汇编，位列"四书五经"，它保存了商周特别是西周初期的一些重要史料。《尚书》为孔子编定，原有100篇，但经过秦始皇的"焚书坑儒"等变故后，当时只残存有28篇内文，而这次拆房子搞出来的《尚书》却整整多出了16篇。

国学大师王国维说：

> 自汉以来，中国学问上之最大发现有三：一为

孔子壁中书，二为汲冢书，三则今之殷墟甲骨文字，敦煌塞上及西域各处之汉晋木简，敦煌千佛洞之六朝及唐人写本书卷，内阁大库之元明以来书籍档册。

孔安国将这些从墙壁里掉出来的古文改写为当时通行的隶书，并为之作"传"，成为"尚书古文学"的开创者，也因此成了《史记》作者司马迁的古文经学老师。

孔安国不仅是孔子后代中的名人，可能还是有文献记载的活得最长的儒家人士，据传300多岁时他还在教学。弟子除了大名鼎鼎的司马迁之外，他隐居在山中时，追随的弟子有好几百人。他对内丹术和外丹术都很精通，300多岁面容还像儿童。他常常辟谷，关在屋里修身养性，一年半后才出屋，却变得更年轻了。如果他不入室修炼，就和平常人一样进食。

孔安国非常珍惜道术的秘密，不肯轻易传授给别人。只有那些侍奉他五六年的弟子，如果品格志向都很好，才传授道术。孔安国曾对一位考察了3年的弟子说："我从小就勤奋刻苦地寻求道术，什么地方都去过了，但也只得到了成为陆地仙的法门。"

在这次谈话中，他对这位叫陈伯的弟子透露了自己的师承："我曾拜一位海边的渔翁为师，这渔翁就是战国时越国的宰相范蠡。他改姓埋名以躲开乱世，在海边当了渔人。他看我修道志坚，传授给我秘法，使我能超脱人世，而且越来越年轻。"

瑜伽，曾经也是修炼仙道的

印度国教印度教（拥有10亿多信徒）对信徒也有辟谷（他们称为断食）的要求，其重要经典《艾卡达西》中记载，印度教的信徒必须在每个（阴历）半月的第十一日守斋戒一个昼夜，停止一切饮食，称之为"功修"。凡是年在8岁至80岁的信徒都有这个功修的责任，不论男女、种族、种姓或贫富，都要遵守这个"完全的斋戒"。

婆罗门教是古印度宗教，也是现在印度教的早期。瑜伽的起源时间与婆罗门教在时间上是相一致的，并且是其重要的组成部分。瑜伽一方面在婆罗门教中流传发展（婆罗门教复兴者与光大者商羯罗就精通瑜伽，他对《瑜伽经》作的《瑜伽经复注》便可证明这一点）。另一方面，瑜伽开始脱离宗教，印度帕坦伽利创作了《瑜伽经》，形成完整的理论体系和实践系统，开创了八支体系：外律、内律、调身、调息、制感、凝神、入神、合神。

瑜伽独立演化发展，变成一个身心修炼的通

称，相关的法门或方法被称为瑜伽术，任何有宗教或无宗教信仰的人士均可练习与掌握，逐渐形成了各种各样的门派，并成功将其修炼方法融入了日常生活当中。

帕坦伽利生前大约是中国的战国时期，中国相应发展出了仙道文化以及辟谷术。辟谷同瑜伽一样，都主要通过呼吸、导引（体式）、冥想等方法达到返本归原、天人合一的目的，改善人们的生理、心理、情感与精神方面的能力，是一种达到身体、心灵与精神和谐统一的体系。

"天人合一"的思想观念最早是由庄子阐述，后被汉代儒家思想家董仲舒发展为天人合一的哲学思想体系，并由此构建了中国传统文化的主体。季羡林是著名语言学家和史学家、教育家，曾任北京大学副校长、中国社会科学院南亚研究所所长。他说：

天人合一论，是中国文化对人类最大的贡献。

唐朝时，瑜伽一词首次在我国佛典译文中出现，并解释为"相应"，义为"契合至真之道"，后来玄奘法师将其翻译成为"瑜伽"，有"连接""结合""合一"的意思。

瑜伽实际是个体和神性连接的道路，是人和自然、社会和谐的道路。

达摩，佛教有"教外别传"修炼法门

佛祖的十大比丘弟子，成佛途径各异，阿那律失明，修成天眼第一；观世音耳聋，以天耳通得证菩萨果。

"教外别传"意思是在如来言教以外的特别传授，属于拈花微笑一脉的性命双修大法（但有一种说法，其修炼法门是跟婆罗门教学习的）。主要就是指禅宗一脉，所宣导的教义是：

直指人心，见性成佛，不立文字，教外别传。

中国禅宗始祖的菩提达摩，原为印度人（印度禅宗第二十八代祖师）。他遵照师父生前的授意，远涉重洋，历时三年，在南北朝时期才来到中国传扬佛法。他的禅法是"理入"和"行入"并举的法门，理入是属于教理思考，行入是属于实践修证。

达摩把嵩山少林寺作为他落迹传教的道场。对于达摩的到来，少林寺的僧众们对他的禅法同样多不理解，也不接受，还时常讥谤。无奈之下，达摩便只身来到嵩山五乳峰前的石洞内，面对石壁，两腿曲盘，双手合十，双目下视，入定从禅，日复一日地修行，人称"壁观婆罗门"。日子长了，小鸟落在他的肩上，甚至筑起了巢，但他仍如磐石一般安住在禅定之中。

经过这九年面壁，达摩的身影印入了壁石上，就连衣褶皱纹也朦胧可见，宛如一幅淡淡的水墨画。人们把这块石头称"达摩面壁影石"，把这个达摩曾经面壁的石洞叫作"达摩洞"。在这九年中，他通过自己的实证让大乘佛教的思想一步一步被人接受。

他的壁观禅法对后世形成了巨大的影响。如《禅源诸诠集序》中说："达摩以壁观教人安心，外止诸缘，内心无喘，心如墙壁，可以入道。"如今这已经成为一种普遍的修行方式，只不过这种修行的方法又叫了另外一个名字"闭关"。

我们不知道达摩是否是通过主动断食的方式来帮助自己进入禅定，但有一点完全可以肯定，他在进入深深的禅定过程中，一定是进入了完全的辟谷状态，如果不是这样，小鸟也不会在他的肩上筑起鸟巢了。

禅宗祖师达摩拥有神奇的炼养功夫和辟谷术，大约活了150岁。从印度西来中国的藏传佛教及密宗祖师莲花生，以及他的弟子益西措嘉的事迹也足以证明他们具有同样的能力。

莲花生，要修行，就要辟谷

很奇妙啊！那个时代的车子不用马匹来拖拉，自己可以发动行驶。很奇妙啊！那个时代的青少年，为什么脚底下要踩着牛角，且装上轮子滑来滑去呢？很奇妙啊，那个时代的人们，不必出门，每天只要坐在镜子前面，就可以知天下世事了，且更可互通信息啊！

这是莲花生对末法时代景象的描述。他是藏传佛教的创始人，被认为是佛教史上最伟大的大成就者之一。按佛教的记载，莲花生是古印度邬金国人，是阿弥陀佛、观音菩萨和释迦牟尼佛的身口意三密之应化身，为利益末法时期之众生而化生于人间。他将显密经论译成藏文，创建显密经院及密宗道场，发展在家、出家两种僧团制，奠定了西藏佛教的基础。

《空行法教》是莲花生于公元9世纪在西藏时所传下的实修口诀，全文由莲花生的首座弟子也是空行母的益西措嘉所记录的与莲花生对话组成，又称

《莲师亲授空行母伊喜·措嘉之教言合集》。

《空行法教》中说,当修持佛法时,你需要有五句肯定的教诫;有五件事是毫无意义的,你要避免;你必须具备六种殊胜功德,你必须舍弃四种缺点,你必须舍弃五种伪装,你应弃舍三种病等等,都是很明确的开示。其中还说到,若你发自内心想要修持佛法,你有十四种事情是必须要去做的,第二条就是辟谷:

成为野鹿的幼子,长居在僻静的山野。

以斋戒为食,修持"辟谷"的苦行。

不要混在都会的上等阶级里,在行事上维持低调。

以取悦敌人的方式来行事,斩断所有和家乡的牵系。

穿着弃衣并谦恭。

舍弃对亲友的执着,断绝所有牵挂。

试着仿效诸佛并实修。

将心托付在口诀上,并付诸实修。

把本尊当成是最重要的精髓并持诵本尊的咒语。

将恶行视为最龌龊之事,并将之舍弃。

对上师慷慨并尽己所能地奉献。

将轮回抛诸脑后并生起厌倦之心。

将胜利让给他人,不要和权贵竞争。

自己退一步，并坦承自己的过错。

若能如此，你的佛法修行必会如法地进步，且会远离轮回。

禅宗有一个秘密的称号就叫"无相密宗"，随时随地都可以修。密宗的外观就比较复杂，有各种各样的本尊，有的花团锦簇，有的三头六臂，面目狰狞，实际上都有其象征意义，说有大慈悲含藏于内。另外密宗要灌顶，有各种复杂的仪轨，以及让人眼花缭乱的坛城、皈依境、贡品，需要有一定经济条件的人才能做到，因此有"穷禅富密"之说。

据说，不管修密宗或修禅宗，都一定要禅定。没有禅定就没有禅宗，也就没有密宗。不过，不辟谷而入禅定，可能会有大便中毒的危险。这种状况虚云就曾遭受过，他是近代禅宗的代表人物，海内外谈禅者莫不仰为泰斗。

东方智慧，正在引领世界健康之旅

太极拳是源流，瑜伽是源流，它们都已成为一个广义的世界级概念。

这些源自东方的智慧正在引领世界健康之旅，并从自身裂变出新的分支。冥想从佛教、瑜伽中独立发展出来，已是美国硅谷热潮，谷歌等世界级公司纷纷为员工在工作时间提供此项福利或奖励计划。

辟谷，本身就是源流，同样具有广义的世界级概念内涵，但尚未被认知与接受，没有发挥其应有的巨大价值，令人唏嘘不已。

全球各地层出不穷的粗浅的断食文化正在截流、湮没、剥夺辟谷的源流。但是，像大诗人陆游的一首诗中所写意境，辟谷的源流没有任何人能够真正阻截：

六经日月未尝蚀，千载源流终自明。

如今，辟谷要从古人以修道为目的，师父带一两个徒弟的个体行为，要面对社会，打开怀抱，变成群体行为，让更多的想养生、想治病、想修真、想开智、想搞科研和学术的人各得其益，这就是源流的创造与贡献。

伟大的源流实际上每时每刻都在我们每个人的身上流淌着,终有一天还会汇成一个大海,正如唐朝曾任过侍御史、尚书郎的诗人薛逢所写的诗《嘉陵江》:

备问嘉陵江水湄,百川东去尔西之。

但教清浅源流在,天路朝宗会有期。

张三丰，终南山辟谷三年，创立了太极拳

张三丰67岁的时候，在全真道祖庭所在地——陕西终南山，得拜火龙真人为师，辟谷三年，精研内丹之法，勤修技击之术，并将此两门绝学融会贯通，自成体系，创立了太极拳，从而使其内外双修的功夫达到出神入化的境界。

太极圆转，永无止境，讲究以静制动，后发制人，借力制敌，以"无为"使对手千百斤的力气犹似打入了汪洋大海，化于无形。太极拳与武术文化相交融，开创了传统武术的新局面，通常与八卦拳、形意拳、五行拳、纯阳拳、混元拳、玄武棍等被统称为内家拳。

内家拳是隐于内，而不是显于外。显于外的是形体动作，隐于内的是神、意、气。内家拳虽然派别林立，但都奉张三丰为祖师。实际上，学术界和武术界都认为内家拳是张三丰把道教修仙方法，诸如导引、吐纳、气功等融合提炼而成的，命名和路数都是从道教经书中演绎引申而来的。

太极拳是源流，其引领的"内以养生，外以却恶"内家拳，是张三丰遗泽后世的一份珍贵历史文化遗产。张三丰是丹道修炼的集大成者，太极拳本质上就是丹功修炼的导引。据官方正史《明史•方伎》中记载：

三丰其道号也，以其不饰边幅，又号张邋遢。顾而伟，龟形鹤背，大耳圆目，须髯如戟。寒暑唯一衲一蓑，所啖，升斗辄尽，或数日一食，或数月不食。书经目不忘，游处无恒，或云能一日千里，善嬉谐，旁若无人。

最好不要认为这是对张三丰的神化，对于一个内丹修炼已成的人来说，完全可以做到不依靠食物来维持生命所需。他的生命状态已经达到化境。他能够吃很多，也可完全不食。他也可以随时进入辟谷的状态，或者数日才吃一餐，或者数月都可以不食。

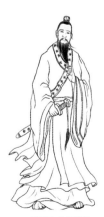

张三丰画像

让急匆匆的身心"暂停",方可绵绵不绝,用之不勤

世界著名的互联网公司谷歌甚至组建了名为"暂停"的内部社团,旨在帮助员工达到情绪放松、工作减压等目的。从"暂停"的意义上讲,辟谷不仅完全能够让大脑歇息一下,同时,也能让身体的内部得到一次全面的清理,并重启生命系统。

伟大的《道德经》是目前全世界印刷量最大的哲学著作,第六章只有25个字:

谷神不死,是谓玄牝,玄牝之门,是谓天地根,绵绵若存,用之不勤。

谷是时空的暂停,是敞开与接纳,是无;神是有,是孕育万物的能力和不拘于形式的过程。

玄是深邃、变化,是阴;牝是指雌性的生殖器官,是阳,玄牝是身心的暂停,是接纳、孕育。

谷和神,合起来是"谷神",有两种意思:一个是"因谷而神",另一个是"以谷为神"。

"谷神不死"就是源流,生养万物,因谷而神;永远都不会枯竭,绵延不绝,以谷为神。

无所谓开始，无所谓结束，正如中华民族"绵绵若存，用之不勤"的千古存在。

道教内丹南宗五祖白玉蟾所著《谷神不死论》中说：

谷者，天谷也。神者，一身之元气也。天之谷，含造化，容虚空；地之谷，容万物，载山川。人与天地同所禀也，亦有谷焉。

辟谷与谷神的关系可以通过大文豪苏轼的亲弟弟，同样也是一位大诗人的苏辙的诗《雨病》理解一下。

损食存谷神，收心辟邪气。

兀然槁木居，油尔元和至。

天唯不穷人，人则昧其理。

学道三十年，愧尔良医赐。

他的意思是说，少食可以保存元气，收心可以避免邪气。

诸葛亮,在弥留之际告诫子孙"不为良相,便为良医"

三国时"千古名相"诸葛亮在弥留之际告诫子孙"不为良相,便为良医"。听起来,这像是一个选择题,其实在诸葛亮内心两者是同一回事,讲究都是"治未病"和"治未乱"。这个观点到了宋朝时差不多成为共识,诗人张明中就写过:

书生若得君医法,医国还同反掌间。

宋朝当过刺史的诗人郭印写道:

当今国病入骨髓,愿君审处囊中方。

参苓芝术固美矣,瞑眩之药方为良。

扁鹊名世解说死,华佗活人须浣肠。

君其持此拯危急,祛除痼疾针膏肓。

宋朝时孔子四十七代孙孔武仲写过扁鹊的方子也是治国良药的机理:

乃知天下事,壅塞成疽疮。

决水复不难,吾有扁鹊方。

既然"身国同构",因此也必然"身国同治"。马和驴并不是一回事,但是或许医学家与政治家还真是一回事。

两千多年前，在《黄帝内经》中就把治病和治国放在一起来思考了：

> 圣人不治已病治未病，不治已乱治未乱。

中国有"药王"之称的妙应真人孙思邈还是回到了老本行，他认为医术最高明的医生并不是擅长治病的人，而是能够预防疾病的人：

> 上工治未病之病，中工治欲病之病，下工治已病之病。

神医扁鹊认为自己"治未病"的大哥医术才是真正的高明，是一位"上医"。而自己只能治已经发生的疾病，虽然可以救死扶伤，也只能算是一个"下医"。

有"医王"之称的张仲景却更加务实，在肯定防病养生的同时，认为最好的，或称职的医生是上能够治疗君王和自己亲人，下能救助那些遭逢疾患痛苦的贫贱者，也就是"上中下"都要能够施展：

> 上以疗君亲之疾，下以救贫贱之厄，中以保身长全，以养其生。

由唐朝延陵先生编撰的《仙真经》中说，等到临终才珍惜身体，被判刑了才要做好人，大病养成才去吃药，一切都晚矣，再也拖不过去，恐怕也躲不过去！

夫人临终而始惜身，罪定而思迁善，病成方切于药，天纲已挂，胡可逭耶？故贤人上士，惜未危之命，惧未萌之祸，理未至之病也。

在《张仲景医学全集》中，总主编傅延龄、李家庚在第三版重修"前言"中说道：

医生应该学习那些效果最好、资源消耗最少、花费最低、不良反应最小的技术和方法。

这"四最原则"是医生的良心。唐朝有一位不知名的诗人苏拯，留下一首知名的诗《医人》，表达了真正有良心的医生，才叫良医，而不是只会治病的医生。也许，远在唐朝就已发生了现在愈演愈烈的"医患"关系问题，毕竟人命关天：

古人医在心，心正药自真。

今人医在手，手滥药不神。

我愿天地炉，多衔扁鹊身。

遍行君臣药，先从冻馁均。

自然六合内，少闻贫病人。

裴一中，什么样的人才是妙手回春的医者呢？

"药王"孙思邈在他的经典巨著《千金要方》中提出了先"食治"后"药治"的主张，他说：

为医者，当晓病源，知其所犯，以食治治之，食疗不愈，然后命药。

药毕竟不好吃，心理也易排斥，甚至还有一些药有三分毒，因此，食治不仅体现了"以人为本"的原则，还体现了"苍生大医"的慈悲；对以药谋财害命的，"药王"称其为"含灵巨贼"。

明朝名医裴一中在他的著作《言医》中说：

学不贯今古，不通天人，才不近仙，心不近佛者，宁耕田织布取衣食耳，断不可做医以误世！

今人，著名医学家、现代外科之父裘法祖将其总结了一下，可写成书法作品，比较适合挂在医院的门诊大厅或院长办公室里：

德不近佛者不可以为医，才不近仙者不可以为医。

《太素》为中国现有最早的一部全文类编注释《黄帝内经》之作，为唐朝杨上善奉敕编撰，解释了何为"药食同源"：

空腹食之为食物

患者食之为药物

"药王"的食治原理可理解为"药食同源"，这是中华原创医学之中对人类最有价值的贡献之一，由此发展出来的药膳（"药膳同功"）也是中华民族历经数千年不断探索、积累而逐渐形成的独具特色的一门临床实用学科。

卢仝，茶疗是食疗皇冠上那颗最耀眼的明珠

一代茶道大师，被尊称为"茶仙"的卢仝所作的《七碗茶诗》传唱千年而不衰：

一碗喉吻润，二碗破孤闷。三碗搜枯肠，唯有文字五千卷。四碗发轻汗，平生不平事，尽向毛孔散。五碗肌骨清，六碗通仙灵，七碗吃不得也，唯觉两腋习习清风生。

卢仝，人以诗名，诗则以茶名，他在一首诗中描写自己晚年，只要有茶喝，宁可没饭吃。他非常自豪气壮地说自己并不影响生儿子，他的诗《示添丁》中写道：

宿舂连晓不成米，日高始进一碗茶。

气力龙钟头欲白，凭仗添丁莫恼爷。

他还在给一位好友的诗中写道：

不知药中有毒药，药杀元气天不觉。

茶疗可算作从食疗中发展出来的一种养生方式，解毒的功效是很明确的。伟大的炎帝神农氏在尝百草，为黎民百姓找到了充饥的五谷和医病的草药过程中，曾经一天就中过72种毒，他神奇地用茶叶化解了这些毒素。

唐代中药学家陈藏器一生致力钻研本草，调配了大量行之有效的茶疗秘方，家中常备神秘"药茶"，"流传于市井，八方患者，均慕名而来，陈皆施之"。他倡导的本草茶疗法在当时繁荣的唐代外交中更是影响到了东南亚等国。他在所撰的《本草拾遗》上说：

诸药为各病之药，茶为万病之药。

从治病到不病，从吃药到食疗，再到茶疗，还可不可以再进一步呢？

张仲景,最后一个经方:损谷则愈

中国医学史上影响最大的著作之一,中国第一部从理论到实践、确立辨证论治法则的医学专著《伤寒论》第398条原文:

病人脉已解,而日暮微烦,以病新差,人强与谷,脾胃气尚弱,不能消谷,故令微烦,损谷则愈。

《伤寒论》作者是中国东汉的医学家张仲景,他40岁前出任长沙太守(从其管辖区域来看,类似今天湖南省省长)。他择定农历每月初一和十五两天,大开衙门,不问政事,端端正正地坐在大堂上,挨个为来自各方求医看病的群众诊治。后来人们就把坐在药铺里给人看病的医生,通称为"坐堂医生",用来纪念他。

元朝以后张仲景被奉为"医圣",各地皆有庙供奉香火。

张仲景确立的辨证论治原则是中医的灵魂所在,"损谷则愈"出现在传世巨著《伤寒论》的最后一条,是巧合?不是巧合?

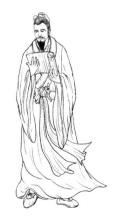

张仲景画像

孙中山:"文明程度愈高,则去自然亦愈远,而自作之孽亦多。"

孙中山是中国近代史上最为伟大的人物之一,被称为中华民国国父,于香港雅士丽医学院寒窗苦读五载毕业,曾有过一段极其短暂的行医生涯。他说上古的人类文明未开,但少有饮食之病,这主要是他们顺应自然的缘故,而今天虽然文明程度很高,但人类所受的饮食之患却更加厉害,孙中山认为:

> 我中国近代文明进化,事事皆落人之后,惟饮食一道之进步,至今尚为文明各国所不及。中国所发明之食物,固大盛于欧美;而中国烹调法之精良,又非欧美所可并驾。至于中国人饮食之习尚,则比之今日欧美最高明之医学卫生家所发明最新之学理,亦不过如是而已。

他很感慨地说(说给100年后的我们):

> 吾人当保守之而勿失,以为世界人类之师导也。

这些内容主要记载在他倾毕生心血所著,系统地抒发自己的建国宏愿和构想的《建国方略》一书中。《建国方略》对"知先行后"和"知行合一"说有所批驳,宣扬了更加具有开放精神的"行而后知"的认识论。

孙中山对于中国饮食文化的价值认知与"药王"孙思邈是一致的,是"食治"的范畴,但显然"药王"更深入一些,他在《摄养枕中方》中说饮食所带来的祸患,要大于声色:

夫万病横生,年命横天,多由饮食之患。饮食之患,过于声色。声色可绝之逾年,饮食不可废于一日。为益既广,为患亦深。且滋味百品,或气势相代,触其禁忌,更成沉毒,缓者积年而成病,急者灾患而卒至也。

中国道教第一部典籍《太平经》中的"不食生长法"说:

一食为适,再食为增,三食为下,四食为肠张,五食饥大起,六食大凶恶,百疾从此而生。

第三章

辟谷不仅是面对食物的隐居

钱钟书，充满烟火的生活，是东方之爱

道士人数自古以来就不是很多，在很多朝代里都是限额的，还要经过严格的考试。比如明朝，拜师后必须在道观里待满三年，还要进京考试。考试的难度虽没有考举人或进士难，但风险却大得多。如考不过去，当场打板子若干，直接打回家当个老百姓去。如果这个方法，被现在的相关主管部门学了去，很多道士立马屁股就会肿起来。

虽然，道士辟谷是为了成仙，但我们学辟谷，不是都想当道士成仙。南宋任过朝议郎、诗人艾可翁也说过，他学辟谷只是因为家里穷，不是因为想长生不老：

茅舍分炊火，苔砖出酿泉。

家贫思辟谷，非是博长年。

当代钱钟书享有"文化昆仑"美誉，曾就职于中国社会科学院，任副院长。其鸿篇大作《管锥编》是古文笔记体著作。全书约130万字，论述范围由先秦迄于唐前，书中引述了4000位著作家的上万种著作中的数万条书证。他竟然还作有这样一首淳朴的爱情诗《赠绛》（写给夫人杨绛）：

> 卷袖围裙为口忙，朝朝洗手作羹汤。
>
> 忧卿烟火熏颜色，欲觅仙人辟谷方。

钱钟书因担心爱妻被烟火熏成黄脸婆，欲寻觅无须烟火的辟谷方，承载一份爱情，这首诗恐怕是唯一能找出来的当代名家关于辟谷的诗歌了。

被誉为一代诗宗的南宋诗人杨万里觉得辟谷哪里需要什么秘方，只要家里没粮断炊自然就会了，也许诗人只不过是幽默一下，撒娇而已：

> 船上犹余一日粮，湖心粮尽籴何乡。
>
> 仙家辟谷从谁学，明日无炊即秘方。

清代改良主义的先驱者、思想家、诗人龚自珍虽没有看到万家灯火，却看到了一家烟火，这是他心中的希望所在：

> 丹宝琼花海岸旁，羽琌山似崟之阳。
>
> 一家可惜仍烟火，未问仙人辟谷方。

陆龟蒙，辟谷不是克制欲望，而是超越欲望

晚唐著名诗人、文学家、农学家、道士陆龟蒙的辟谷生活追求一种充溢着自信的平淡，很像今天都市人对乡野田园的向往：

平生幸遇华阳客，向日餐霞转肥白。

欲卖耕牛弃水田，移家且傍三茅宅。

这种生活对于陆龟蒙道士来说绝对没有问题，但对于今天都市人来讲，卖掉城市里的房子和车子回到农村去，绝对是意淫大于行动。一度拜相的诗人元稹似乎也没有问题，如果经常能有一些小点心，来犒劳自己的话：

近来兼爱休粮药，柏叶纱罗杂豆黄。

莫笑风尘满病颜，此生元在有无间。

或者是一种自得其乐，当然要有一所带庭院的别墅，最好院中还要有一眼水井，这时就可烧香念经了。比如，南宋诗人苏洞：

贫甚谁传辟谷方，闭门饮水自徜徉。

无求无欲无魔恼，月白庭空一炷香。

北宋曾任户部员外郎、诗人项安世写的诗《和邓子及见贺韵》中,辟谷帮助了作者超越名利,自甘淡泊:

虚舟不记坎和流,槁木何心春共秋。
幸自一生甘辟谷,更须万户苦封留。
颇惩吾族骓千里,且学乡人橘满洲。
平生惟良资共理,病夫何以副旁求。

陈造,大国崛起时,撑死的比饿死的多

宋朝著名诗人陈造在病中写了一首反省的诗,谈到了大吃大喝的危害性,因为他中过进士,当过很长时间富裕地区的官员,自然少不了迎来送往、觥筹交错。宋朝是中国历史上经济最发达的时期,朝廷的预算也高,自然大鱼大肉。他在《病起四诗·一节食》写道:

医经戒多食,书恶殄天物。
细茹取微足,卫生此其术。
是铭当匕箸,况我已衰疾。
胡为冒所戒,一卧复十日。
羔疴不虚生,一一自口实。
大嚼健武事,欲强蒲柳质。
行年逾知命,备历世纤悉。
山肤与水豢,尝味几十七。
婪酣复不已,颐正昧终吉。
昔人议四凶,饕餮乃其一。
不见辟谷翁,曾是汉良弼。

陈造在诗中最后反思：我因当一个不大不小的中层官员，就戒除不掉嗜欲，比起"汉初三杰"张良可差多了，人家可是被封了留侯，当的官够大，却也能够选择辟谷，难道自己还有话讲？真是有所知而无所行啊，跟不知道又有何两样？

中国最早的医学典籍《黄帝内经》中说"膏粱之变，足生大疔"，意思是说，如果吃得过多，还有很多肉的话，足以让身体（不是脚上）内外产生很多的"疔"（不是钉子），所谓"疔"你可以理解为是那个令人惊恐不已的词儿。

成书于秦始皇统一中国前夕的《吕氏春秋》，集先秦道家之大成，是战国末期杂家的代表作，在其《本生》篇中有特别告诫"贵富者"说，不要出入有车辇，那样自己就会丢失；不要身边都是美女，那样就等于拿斧子砍自己；如果天天都是酒肉穿肠过，那样肠子就会烂掉：

肥肉厚酒，务以自强，命之曰烂肠之食。

最后陈造做了一个艰难的决定：节食。

唐玄宗，原是一个超级吃货，晚年开始辟谷

专门满足唐玄宗李隆基口腹之欲的御膳房"尚食局"规模庞大，下属人员多达840多人，其中操刀掌勺的主厨就有16人。这些人是来自五湖四海的烹饪界精英，为大唐皇宫提供天南地北的珍馐美味。在他留下的诗歌中，就有近10首是描写大宴群臣的场景的。

唐玄宗还很喜欢肉食，尤其爱吃羊肉、野猪肉、鹿肉。他常常亲自打猎，获取食材。《旧唐书》记载：开元二十三年秋天，唐玄宗在咸阳原狩猎，"有大鹿兴于前然其躯，颇异于常者，上命弓射之，一发而中，及敕厨吏炙"。为了尝鲜，在野外点起篝火，烧烤鹿肉。这感觉和今天搞一个户外烧烤一样，自己动手，吃起来格外不一样。

唐玄宗精于音律、诗文和书法，是许多艺术家和作家的庇护人。他还精通道家哲学，成了道教的主要保护人；尽管他早期的措施对佛教组织不利，但后来有一段时间也沉迷于密宗。等到纳杨玉环为妃后，不久即开启了夫唱妇随的修道学仙模式。

唐朝妇女喜欢穿红裙子，杨玉环却偏偏喜欢穿黄色的裙子。黄色与道教有关，在唐朝，道士一般戴黄冠、穿黄袍，因此也被称为"黄冠"。杨玉环陪着李隆基去祭拜玄元皇帝（太上老君）时，第一次穿出了黄色裙子。唐玄宗原创了许多道教乐曲，最为知名的就是《霓裳羽

衣曲》。杨玉环深得曲旨，据此编制了《霓裳羽衣舞》。每当乐曲响起，杨玉环就于君前翩翩起舞。

唐玄宗是一个悲剧中的英雄，他在执政开始时政绩显赫，但后来被野心和狂妄引入歧途，致使帝国的行政和资源过分紧张，最后以退出政务来结束他支离破碎的统治。

丙辰，高力士流巫州，王承恩流播州、魏悦流溱州，陈玄礼勒致仕；置如仙媛于归州，玉真公主出居玉真观。上更选后宫百余人，置西内，备洒扫。令万安、咸宜二公主视服膳，四方所献珍异，先荐上皇。然上皇日以不怿，因不茹荤，辟谷，浸以成疾。上初犹往问安，既而上亦有疾，但遣人起居（《资治通鉴》）。

可见，唐玄宗儿子肃宗调拨了100多人去太极宫侍奉他，同时，还安排了两位公主妹妹过去照顾老爹起居饮食，但凡有什么进贡的好东西，还第一时间送给爹地去。但是，唐玄宗选择的却是吃素辟谷，不再当一个吃货。司马迁说他是因为这个原因才染病的，这更多是猜测，与后世的很多史家和小说家是同一种思维视角。甚至有人认为唐玄宗是用吃素和辟谷来表达抗议，把他当成印度国父甘地了。唐玄宗活了78岁，看到了五世同堂，这年龄在500多位历代帝王当中也算罕见的了，至少排到了前10名。

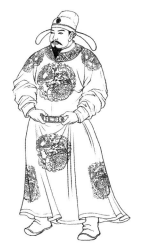

唐玄宗画像

填满你的日子，不要填满你的肚子

禅门说"一日不作，一日不食"，儒门说"并日而食"。

前一句话广为传播，讲的人是百丈禅师。佛教一向是以戒为规范，因此托钵乞食为生活，而百丈禅师改进制度，以农禅为生活，甚至有人因此批评他为外道。作为中国佛教史上非常重要的禅宗和尚，他制定的《百丈清规》千余年来虽屡经删修，却一直是历代寺院的基本法规和禅宗僧侣所遵循的基本规诫。除了倡导了很多规诫，他还特别叮咛广大的僧侣：

疾病以减食为汤药。

后一句少为人知，出自儒家的《小戴礼记》，经常被引申为三天两天才能吃上一顿饭的贫困生活，包括诸葛亮在《出师表》里也做同样引申。若我们将"亚圣"孟子的名言深究一下，或许会有不同甚至相反的思想启发，孟子说：

故天将降大任于斯人也，必先苦其心志，劳其筋骨，饿其体肤，空乏其身，行拂乱其所为，所以动心忍性，增益其所不能。

"饿其体肤"可以理解为不要吃饱，所起的作用是"动心忍性"，所达到的目的是"增益其所不能"，意思就是，增强你的能力，帮助你完成曾经认为是不可能的目标。

明太祖朱元璋在《钟山赓吴沉韵》诗中，虽然没有说辟谷更能够增强人的潜能，却可以让人超越时间，这个说起来是不可能，却真的值得追求：

时时风雨生，日日山林沐。

和鸣尽啼莺，善举皆飞鹄。

山中道者禅，陇头童子牧。

试问几经年，答云常辟谷。

辟谷，一种非常特别的社交活动

辟谷在"增益其所不能"的作用上，印度国父甘地应该最为认同，他在某种程度上是依靠辟谷（他们称之为断食）而最终赢得了整个国家的民族独立。

他一生有据可查的辟谷共有28次，其中4次是21天的辟谷。有的是表达某种态度，有的是表达某种抗议，有的是基于某种目标。

当印度和巴基斯坦同时独立后，脱离了英国几百年殖民地统治的印度教和穆斯林却因信仰不同而相互仇杀不止。因此，79岁的甘地组织印穆锡三教领袖联合为祝福和平而集体辟谷（断食）。在近一个月的辟谷结束后他说：

通过这次辟谷（断食），大家都开始相信辟谷（断食）的用处，而且他们的集体精神也得到了锻炼和体现。

我比较轻松就使他们与我一同（辟谷）断食，并从中享受自我控制的乐趣。

不少人辟谷，大家的关注点只在治病，没有升华到精神的修炼。辟谷，自古以来都是关乎性命双修的，这次联合辟谷取得了预期的作用。但其后不久，甘地就被一位无法接受与其他教派和解的印度教徒刺杀了。

政治家们的社交太过宏大、严肃或太具有目的性。看看我们诗人们的辟谷化社交吧,"唐宋八大家"之一,北宋文学家、宰相苏辙端上来精致的南方小茶点:

> 柴门不出蓬生径,暑雨无时水及堂。
> 辟谷赖君能作客,暂来煎蜜饷桃康。

"节食"与"减食"是初级的辟谷，或是预备辟谷

当今有文化的人，为了变得更加有德行，常常都会在自家墙上挂"厚德载物"；还有一些标榜自己很笨的人，常常都会在自家屋中挂"勤能补拙"。大诗人陆游却给自己写了一首关于节食与养气的诗，叫《寓规》，用来时刻提醒自己：

人生孰无疾，治疾惟欲瘳。

疾瘳药不止，乃有过剂忧。

节食戒属餍，养气常致柔。

金丹无此功，往哉勤自修。

中国道教的第一部典籍《太平经》中说：

少食为根，真神好洁。

吃饭从一天三餐，到一天两餐，或者一天一餐，算不算辟谷？吃饭从一顿吃两碗，到一顿一碗，算不算辟谷？吃饭从吃一天，停一天；或吃两天，停一天；或吃五天，停两天，算不算辟谷？

辟谷，没有谁规定必须以碗为衡量，或以天为单位。辟谷，能否走出一条从专业化到日常化的发展之路？

元朝全真派第六代掌门人尹志平写的一首词《瑞鹧鸪·为人幸遇教

门兴》中写道:

> 为人幸遇教门兴。折莫因循着世荣。节食减眠神自爽,忘情去欲气偏清。暂时戒慎离灾苦,久远行持出死生。奉劝高明宜省悟,闻身强健早修。

"诗王"白居易反省就深刻很多,他在诗《烹葵》中写道,你如果食物一口也不减少,衣服一件也不减少,你摸一摸自己的心问一下,这真是什么好事情吗?

> 饥来止于饱,饱后复何思。
>
> 忆昔荣遇日,迨今穷退时。
>
> 今亦不冻馁,昔亦无余资。
>
> 口既不减食,身又不减衣。
>
> 抚心私自问,何者是荣衰。
>
> 勿学常人意,其间分是非。

与任何一种文化、任何一种学术、任何一种科学一样,辟谷从来都走在演化与发展的路上。从范畴上重新定义辟谷,将有助于被大众理解与接受;从方法上不断扩展辟谷,才能有效服务于社会。辟谷发展到今天,正在成为一个广义概念,早已不再局限为一种具体应用,而是成为一种生命态度。

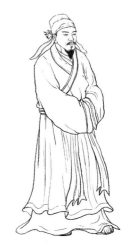

陆游画像

邵雍，辟谷人生是一种生命态度

唐朝"皇三代"诗人刘得仁（相传是公主之子，很早即有诗名，出入举场30年，最终也没有考上。他的兄弟都当上了高官，他却没有什么成就）写道：

仙籍不知名姓有，道情惟见往来疏。

已能绝粒无饥色，早晚休官买隐居。

当官当得很失意，给自己一个心理安慰罢了，刘得仁却没有"诗圣"杜甫老到。作为唐代伟大的现实主义诗人，杜甫把官场上的纷纷扰扰比成一桌美食，自己却在辟谷（绝粒）。他指出"大隐隐于官"是一种考验的智慧：

万事纠纷犹绝粒，一官羁绊实藏身。

与"诗圣"的外圣内王相比，大文豪苏轼却更本色一些，是一种达观放松的自在，这与他一生多次被贬来贬去（不是当"贬官"就是在当"贬官"的路上）有关：

世人欲困我，我已长安穷。

穷甚当辟谷，徐观百年中。

这一切都被明太祖朱元璋一眼看穿，毕竟当皇帝的和当大臣的高度不一样：

翠微高处渺青烟，知子机藏辟谷坚。

邵雍，就是邵康节，北宋著名哲学家，陈抟老祖象数一脉的传承弟子，宋明理学的主要奠基人物之一，以"梅花易数"称世的中国算命行业的祖师爷，他在写给张良的《题留侯庙》诗中说：

灭项兴刘如覆手，绝秦昌汉若更棋。

卷舒天下坐筹日，锻炼心源辟谷时。

皇帝看穿的是人心，邵雍看穿的是人生。

还有一位看穿宇宙和世界的，他就是黎廷瑞，中过进士，只是宋元之际的一名基层干部，他把全世界都看成一粒谷子。他在一首同样写给张良的诗中写道：

辟谷岂其然，视世与谷同。

九种饮食虽名为斋戒，其实都是广义的辟谷

道教诸经所说的斋法，即斋的方式，大概可分为三种，一者供斋，二者食斋，三者心斋。前两者是外表口味方面的斋法，第三者才是内里心识方面的斋法。三者之中，心斋最为重要，最早来源于庄子。

有关饮食的斋法并非只是不食"荤腥"，道教内部人士撰于隋朝时期的重要典籍《玄门大论》中的有关饮食的斋法有九种，简称"九食斋法"：

一者粗食，二者蔬食，三者节食，四者服精，五者服芽，六者服光，七者服气，八者服元气，九者胎食。

粗食者，麻麦也；蔬食者，菜茹也；节食者，中食也；服精者，符水及丹英也；服芽者，五方云芽也；服光者，日月七元三光也；服气者，六觉之气，天地四方之妙气也；服元气者，一切禀三元之气，太和之精，在于太虚也；胎食者，我自所得元精之和，为胞胎之元，即清虚降四体之气，不复关外也。

粗食止诸耽嗜，蔬食节诸肥腴，节食除烦浊，服精其身神体成英华，服芽变为芽，服光化为光，服六气化为六气，游乎十方，服元气化为元气，与天地合体，服胎气反为婴童，与道混合为一也。

五芽，也称"五牙"，服五牙者即服五方真气或生气，道教上清派最重要的《黄庭经》中有"存漱五牙不饥渴"。

以上的九种饮食虽名为斋法，无一不是一种广义的辟谷。

第四章

辟谷，天地的盗贼

庄子,辟谷的基本概念是什么呢?

如果老子是神的代表,那么庄子就是仙的化身。

庄子去国外(梁国)看一位朋友,那位哥们儿当了一个国家二把手宰相,心里非常钦佩庄子,但又害怕庄子,害怕庄子来了会抢了他的职务。庄子跟他讲:

南方有只鸟,其名为鹓雏,您可听说过?这鹓雏展翅而起,从南海飞向北海,非梧桐不栖,非练实不食,非醴泉不饮。这时,有只猫头鹰正津津有味地吃着一只腐烂的老鼠,恰好鹓雏从头顶飞过,猫头鹰急忙护住腐鼠。

你所汲汲以求的,可能是别人厌恶的死老鼠。在认识论上,庄子的观点和当今流行于西方世界已达一个世纪之久的存在主义者应声相和:人生在世,不能为了大众的目标去活,你得活出自己的样子。

庄子绝尘而去,并不只是留下这么一些缓解人们精神危机的故事。他的长生之道总是被人遗忘,比如"心斋"(后世将其发展为一种冥想的方法,称为"庄子听息法"):

若一志,无听之以耳而听之以心,无听之以心而听之以气。听止于耳,心止于符。气也者,虚而待物者也。唯道集虚。虚者,心斋也。

物质世界不像西方人所想象中那样，由不可分不可入的"原子"构成。它的构成方式很可能像庄子设想的"气"那样，是人类永远难以彻底认识的"混沌"。他在《庄子·养生主》还明确讲出了服气的法门，以及服气的价值。这段话对后世影响很大，认为是有关于"小周天"功法最早的文字：

> 为善无近名，为恶无近刑，缘督以为经，可以保身，可以全生，可以养亲，可以尽年。

庄子是中国先秦时期伟大的思想家，他的"逍遥说"构成了魏晋玄学的主旋律并直接影响了整个的传统文学艺术，他在《逍遥游》中塑造了一位仙人"不食五谷，吸风饮露"遗世独立的形象。意思是，一方面不吃烟火味的五谷，断绝正常饮食作为能量来源；另一方面补充天地之间的"风、露"，将其作为更直接的能量来源。

"不食五谷，吸风饮露"，这可能是最早的关于辟谷的定义。

"辟谷"，是从中国宋朝开始成为主流用词，在它的前面唐朝等更早的朝代主要使用"休粮""却粒""绝粒""绝谷""断谷""餐霞"等。

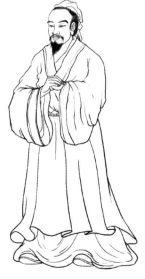

庄子画像

辟谷分成两类，"有为辟谷"与"无为辟谷"

关于辟谷的分类，大分有二："有为辟谷"与"无为辟谷"。

"有为辟谷"，即通过各种有形的辟谷术，包括减食、节食、断食、服饵、服药、服水、服气、食光、餐霞、丹功等方法或步骤，以及配以导引、咽津、冥想打坐等动功或静功，以达至辟谷状态。

"无为辟谷"，即通过各种无形的方法，包括祈愿、诵咒、观想、守一、神修、信息，或当内丹功夫很精深时所产生的自然辟谷状态。

无为与有为，在实际当中，经常混用，交叉而行，不一而足。正如道教内丹南宗始祖紫阳真人张伯端在《悟真篇》诗中所说：

但见无为为要妙，岂知有作是根基。

我们在本书中，只以"有为辟谷"为主线，做系统的专项介绍，以便于读者阅读并理解正文中相关历史内容。"有为辟谷"的重心也只在分类、说明以及理法，并不着重于具体方法讲授。

尹喜，一以贯之的服气辟谷术

"您就要隐居了，请为我们写一本书吧！"周昭王时守函谷关的一个小官，拦下了骑青牛云游天下的老子。这个小官叫尹喜，为世界留下了《道德经》。现今能把学者拦下的，也许只有吃喝玩乐，并且什么也不会留下，还会带走许多。

尹喜拦下老子，却敞开天机，让自己成了道教中的地位极高的文始真人，他在自己的著作《尹真人服元气术》中说：

故知绝粒者，乃长生之径路；服气者，为不死之妙门。

庄子《庄子·养生主》阐述了火借薪传，命由气延的服气之理，表达了与尹喜相同的思想。后人由此而著有《庄周气诀解》，该书传授了行气、布气等诀窍，并细述种种服气之法：

夫欲神仙，当先营气，能益能易，名上仙籍；不益不易，不离死厄。但能握固，闭气吞液，气化为血，血化为精，精化为神，神化为液，液化为骨，胎结丹田，绵绵长存，行之不倦，神光体溢。

"服气"也可称为食气、吞气、行气、炼气、营气及布气等（即便这些概念有所不同，但往往也是相关联的方法和必要的步骤），"有为辟谷"以服气为其必要基础。在有为法中，若辟谷无服气，皆可称为断食、禁食或绝食，以示有所区别。

"绝食"虽有辟谷不食的意思，但已少见了。北宋初期有九位喜欢写诗又惺惺相惜的和尚经常在一起唱和，被称为"宋初九僧"，其中一位释简长写过的诗中有"绝食"：

南国山重叠，归心向石门。

寄禅依鸟道，绝食过渔村。

楚雪黏瓶冻，江沙溅衲昏。

白云深隐处，枕上海涛翻。

但在宋朝的主流用法中，或在非修行圈中的用法，绝食还是指没有粮食，比如南宋诗人汤炳龙在《题江贯道百牛图》中也写到了"绝食"，至此，绝食即没有粮食已成基本共识了：

我本山阳田舍叟，家有淮南数千亩。

江南倦客老不归，此田多为势家有。

犹记少年学牧时，去时日出归日西。

我生衣食仰此辈，爱之过于百里奚。

祗今辛苦耕砚席，无处卖文长绝食。

姜夔，服气就是辟谷，或辟谷必须服气

看看"诗王"白居易的诗《赠王山人》，他所表达的绝对是服气辟谷，诗中写道：

玉芝观里王居士，服气餐霞善养身。
夜后不闻龟喘息，秋来唯长鹤精神。
容颜尽怪长如故，名姓多疑不是真。
贵重荣华轻寿命，知君闷见世间人。

北宋曾任太子少傅、被封为南阳郡公的韩维看到一位朋友（姓王，也是一位山人）辟谷而面貌清瘦（"闻太素绝食饮水颇甚清羸以诗见招"），写了一首诗，就很明确地说明服气与辟谷（休粮）是不分的：

曲肱饮水归寒士，服气休粮号道人。
顾我非寒亦非道，好来相伴祭身神。

北宋姜夔，号白石道人，他对诗词、散文、书法、音乐无不精善，被称是历史上继苏轼之后又一

难得的艺术全才。《白石道人歌曲》是流传至今的唯一一部带有曲谱的宋代歌集，被视作"音乐史上的稀世珍宝"，当他在看到唐朝刑部尚书、鲁郡公，三朝元老的颜真卿，家里数月以来因断粮都只有喝粥，并向一位部下讨米而写的一个帖子《乞米帖》后，他写了一首诗，在诗中他将仙人服气等同于道士辟谷，他写道：

> 银钩铁画太师字，从人乞米亦可怜。
>
> 五仓空虚胃神哭，竟日悄悄无炊烟。
>
> 仙人留书方服气，道士辟谷期引年。
>
> 人生不食浪自苦，独不见子桑鼓琴十日雨。

孔子第四十七代孙北宋孔武仲在《张秉叔出紫云回銮图以示坐客因为赋之》诗中像是给出了更为明白的辟谷定义"以气为粮"：

> 开元太平无兵戎，真人味道希夷中。
>
> 人间之乐已饶足，惟有青霄未追逐。
>
> 坐中谁似叶先生，以气为粮常辟谷。
>
> 朝登员峤夕昆仑，只与神游不要人。

服气，看看轩辕黄帝、老子还有南怀瑾怎么说

《元气诀》为唐代幻真先生撰，是唐代服气炼养著作中的代表作。书中从《黄帝内经》和《道德经》中获得启发，把辟谷所需的功夫总结为：

八字妙门，一元真法。虚心实腹，饥气渴津。

《黄帝内经》"生气通天论"中把"圣人"所修炼的功夫以及利弊做了非常简要的说明：

故圣人抟精神，服天气而通神明。失之则内闭九窍，外壅肌肉，卫气散解，此谓自伤，气之削也。

"生气通天"，即生命之气与自然界息息相通之意。"抟"是专注和聚焦的意思，"实其腹"而"服天气"，就是服气；"虚其心"而"通神明"，即是通晓阴阳变化的规律。

老子《道德经》里也讲了同样的意思，都是表达一种高级服气功夫，即"精气合一"状态。正如婴儿一样，不会胡思乱想，只与呼吸时刻在一起：

抟气至柔，能如婴儿乎？

《太清中黄真经》中介绍"上清法"时，说可以达到"视人从表知里"的"通神明"境界：

谓炼精补脑，一名炼漱满津液，口中五味皆至。朝食阳暮食阴，五藏生灵芝玉英，视人从表知里，神仪清朗。

当代中国国学文化大师南怀瑾说：

我在试验辟谷28天的时间，不吃饭，精神好极了，根本不想睡觉，两眼炯炯有神，好像要把墙壁都看穿的样子，当然人是稍清瘦了些，肌肉是靠侵略别的众生肉来补养自己的，不过那没有关系，只要是服气就行了。

作为辟谷的实践者，南怀瑾特别强调了辟谷必须要先学会服气：

中国道家说，人服气可以长生不老，可以辟谷。辟谷，这个法门不能随便试，如果不会服气的话，肚子一饿，胃壁互相摩擦，会搞得胃出血，所以必须要先会服气。

孟子，儒家的"儒"，是人之所需也

被儒家称为"亚圣"的孟子，在养生方面有自己独到的见解。孟子的弟子公孙丑问师父擅长哪一方面，孟子说自己善于知悉别人的言辞，也善于"培养"自己的浩然之气：

> 我知言，我善养吾浩然之气。

至于如何才能养"气"，孟子提出了两个带有儒家鲜明色彩的方法：其一是"配义与道，无是，馁也"，也就是说一切都要从所谓道义出发，理直气壮；其二是"行有不慊于心，则馁矣"，意思是说，心地要光明坦荡，不能邪念存心，理直气壮。

孟子显然对"气"有着更高的精神层面理解，但是，如何"善养"？未必不是说他自己也很擅长养气。

《孟子·公孙丑》上说：

> 夫志，气之帅也；气，体之充也。

前面半句被后世的曾国藩继承了，后面半句曾

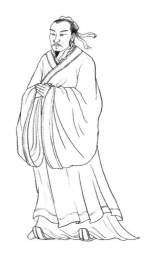

孟子画像

国藩没有搞懂，所以他身体的问题一生也没有搞通。

曾国藩认为，大病在身之人可以支持的方法主要有两个：一是以志帅气，二是以静制动。人疲惫不振，是气弱。如果早晨贪睡，则应勉强起床使自己兴奋起来；若百无聊赖，就应端坐以凝神，这就是"以志帅气"。一个人久病虚怯，就会产生怕死的念头，魂梦皆不安静。就必须将生前之名、身后之事、一切杂念铲除干净，自然平静，抗病能力就会增强，身体会好转，这就是"以静制动"。

说了半天，就是没有用两者都须臾不能离的"服气之法"统摄起来。

后世有强调通过陶冶道德情操以养生的观点，孟子堪称是这个流派的鼻祖。

重要的观点再强调一下：辟谷不等于绝食，辟谷必须服气

道教产生后，服气作为学道修仙的主要炼养方法被继承下来。《胎息精微论》（作者、成书年代不详）所讲的"太和"即"阴阳会合冲和之气也"（朱熹注），"内食太和"即"服食元气"：

老君曰：知道者天不杀，含德者地不害，道德相抱身不衰老。内食太和，元气为首，清净自炼，忘身放体，志无念虑，安定藏府，洞极太和，长生久视，诸气不动，意如流水，行之不休，得道真矣。

庄子，后来被奉为道教的南华真人，他在《南华真经》（即《庄子》）中所记载的文字是目前能找到的最早关于"服气"与"道引（即导引）"的文字，并指出这些可以让人保持良好的身材和延长寿命的功法都源自彭祖：

吹呴呼吸，吐故纳新，熊经鸟申，为寿而已矣。此道引之士，养形之人，彭祖寿考者之所好也。

隋唐时期，"服气、导引"之术获得了官方地位，政府设立"导引按摩博士"，可以理解为今天的体育总局或卫监委里的厅级干部。2003年中国国家体育总局把服气法中的一种"六字诀"以及"八段锦"作为"健身气功"向全国推广，也算是向古代同行致敬。

《抱朴子》总结了魏晋以来的神仙理论，集魏晋炼丹术之大成。书中记载一个姓冯的先生，只是单单通过服气，就已经辟谷三年。而且，提着重物登山，一天下来也没有丝毫疲倦。有人跟他讲话，他不太回复，即使有反应，又不肯大声。问他为什么，回答说：

断谷亡精费气，最大忌也。

司马承祯,"道士皇帝"的师父怎么说服气与辟谷?

唐玄宗李隆基放下了当朝圣上的身份,以"道兄"称呼这位修道之士,并在开元九年,还亲受符箓,成为中国历史上有名的道士皇帝。这位深得皇家礼待,成为唐朝名副其实的帝王师的道士,就是司马承祯。

司马承祯与皇室的渊源在历史上恐怕无出其右,朝中宰相张九龄、张说等也都拜他为师,学习服气辟谷之术。唐玄宗的奶奶女皇武则天,尽管崇尚佛教,但也曾下诏请司马承祯进京面圣,并降手敕,赞扬其高超道行。唐玄宗的父亲、崇尚道教的睿宗李旦屡次要安排他在朝中担任重要职务(司马承祯从未应允)。李旦评价他:"广成以来,一人而已!"并自称"弟子"(这似乎与他儿子唐玄宗乱了辈分)。

司马承祯出身世代官宦之家,但自幼好道而无心仕途,21岁那年,不顾家人反对,到嵩山逍遥谷拜道教上清派第十一代宗师潘师正为师，出家修道。他一生著作十分丰富，其中《坐忘论》《天隐子》《服气精义论》《上清天地宫府图经》等最为著名，所提出的修道学仙理论和"五渐门""七阶次"等一系列法则，对于道教的贡献是全方位的。

炼养专著《服气精义论》分为五牙论、服气论、导引论、符水论、服药论、慎忌论、五藏论、服气疗病论、病候论九篇。司马承祯在序中说：

> 夫可久于其道者，养生也；常可与久游者，纳气也。气全则生存，然后能养志；养志则合真，然后能久登生气之域。可不勤之哉！是知吸引晨霞，餐漱风霜，养精光于五藏，导营卫于百关，既祛疾以安形，复延和而享寿。

《服气精义论》记录了"服真五牙法""太清行气符""服六戊气法""服三五七九气法""养五藏五行气法""服气疗病"等功法，论述了服气治病与辟谷修炼的具体方法和步骤。

> 夫气者，胎之元也，形之本也。胎既诞矣，而元精已散；形既动矣，而本质渐弊。是故须纳气以凝精，保气以炼形，精满而神全，形休而命延。元本既实，可以固存耳。观夫万物，未有有气而无形者，未有有形而无气者。摄生之子，可不专气而致柔乎！

辟谷必须服气，服气不一定要辟谷。《服气精义论》倡导服气的前提是祛除宿疾和服药辟谷。

谭峭，一切皆化，万事万物的根本就是"化"

明代的心学宗师李贽说：

若关尹子之《文始真经》与《谭子化书》，皆宜随身者，何曾与释迦差异也！

《化书》与《道德经》《文始真经》《冲虚真经》《南华真经》《阴符经》一起被称为"全真六经"，是全真派官学制度的主要经典，在中国思想史和内丹理论发展史上有着重要的地位。

《易经》讲化，比较深奥；《化书》讲化，讲得透彻。万事万物从何而来？这个变化过程是怎样的？在《化书》中，"一切皆化"是整个世界乃至宇宙的通则。

道之委也，虚化神，神化气，气化形，形生而万物所以塞也。道之用也，形化气，气化神，神化虚，虚明而万物所以通也。是以古圣人穷通塞之端，得造化之源，忘形以养气，忘气以养神，忘神以养虚。虚实相通，是谓大同。故藏之为元精，用之为万灵，含之为太一，放之为太清。是以坎离消长于一身，风云发泄于七窍，真气熏蒸而时无寒暑，纯阳流注而民无死生，是谓神化之道者也。

《化书》分为"道化""术化""德化""仁化""食化""俭化"六篇，共一百一十章，在根本层面告诉我们，先有自然之化，然后才有社会之化，最后才有人的形体之化。

《化书》作者谭峭是五代丹道承上启下的人物。陈抟老祖与谭峭是同门师兄，曾潜心研习他的《化书》，深得其道，将《化书》中"忘形以养气，忘气以养神，忘神以养虚"凝练为"炼精化气、炼气化神、炼神还虚"以作为丹功修炼的三个基本步骤，这成为后世丹家的基本共识。

谭峭小时候就有"神童"雅号，在学得了"四书五经"之后，父亲让其应进士考试，以便走"学而优则仕"的道路，谭峭却独自爱好黄老诸子，借机云游。父亲见儿子婚后长年在外不归，便写信责问，令其回家，他就回书说，他想学以前修道成仙的茅氏兄弟，认为这样能更好地回报父母：

辞父学仙，今峭慕之，冀其有益于父母。

谭峭在"洁斋"三日后，名列嵩山道士名下，修炼导引之功、辟谷之术和吐纳胎息。经过十余年的勤修苦炼，可不食人间烟火，专靠采晨露仙药、餐松饵术、栖息烟霞来维持生计。他在修炼中以酒为乐，经常乘醉漫游，这绝对跟他的师兄陈抟一样。

夏天，他穿着黑色皮裘；冬天，他身披绿布衫（此处不是绿发），有时，他好几天躺卧在风雪中不饮不食；人们当他是冻死了，谁知走近一看，他的气息悠悠依然。

谭峭在嵩山修炼出了名，闽王王昶崇尚道教，拜谭峭为师，赐号"金门羽客正一先生"。后来南唐灭闽，谭峭退隐庐山栖隐洞，身边道徒百余人。南唐主李煜召他至建康（今南京市），赐号"紫霄真人"，并颁赐官阶佩金紫鱼饰，谭峭固辞不受，返回泉州清源山紫泽洞。谭峭的一生不是在山洞里，就是在去山洞的道上。

让人搞不懂，这样的状态是如何转化为"有益于父母"的，我们就不得而知了。

张居正,"餐霞"是一种高级的服气辟谷术

唐、宋两朝是中国历史上道教文化最为兴旺发达的时期,大大小小诗人们写了很多有关辟谷的诗词,其中经常使用"餐霞"这个很美的词来直接表示辟谷,即使不是用来表达辟谷,至少也用来表达一种超越世俗的生活。比如明朝后期的改革家,政权的二号人物内阁首辅,开创了"万历新政"的张居正:

少无适俗韵,早有餐霞愿。

唐朝著名乐府诗人、水部员外郎张籍的诗《赠辟谷者》就把"餐霞法"直同于辟谷法,还配套了叩齿的导引:

学得餐霞法,逢人与小还。

身轻曾试鹤,力弱未离山。

无食犬犹在,不耕牛自闲。

朝朝空漱水,叩齿草堂间。

这首诗完全比他的前辈诗人陶渊明《饮酒》诗更接地气,我们试着组合一下:

采菊东篱下,悠然见南山。(陶渊明)

朝朝空漱水,叩齿草堂间。(张籍)

餐霞，当然不是吞食天上的云霞，辟谷餐霞的"霞"特指太阳的光辉。"餐霞"是在有朝霞或出晚霞时，太阳光不是很强烈的时候才进行的服气功夫。

道教全真道祖师王重阳座下的首位大弟子是全真道二代掌教马钰（即马丹阳），他在《满庭芳》词中表明"餐霞辟谷"就是服气辟谷的意思：

持功打坐，礼上哦吟。餐霞辟谷看经，符水精专存想，嗽咽劳形。

乾隆给丘处机写过一副对联，用到了"餐霞"这个词，他的意思是丘处机功德无量，精神永在：

万古长生，不用餐霞求秘诀；

一言止杀，始知济世有奇功。

唐朝著名道士，纯阳祖师吕洞宾在他创作的十八首《渔父词》之第一首《方契理》中，开宗明义提出了"举世人生何所依，不求自己更求谁"后，就在第二首《乐无忧》中，直接指明"修道就是求自己"，同时，明确指出了断除男女之情和断除饮食之欲是修道的起点。纯阳祖师在词中虽也把

"服气"和"餐霞"并用,但表达的意思却只是一个,即服气辟谷,他写道:

> 学道初从此处修,断除贪爱别娇柔。
>
> 长守静,处深幽,服气餐霞饱即休。

方瞳道长，为什么要辟谷就"不要淫荡"？

读了吕祖的诗，看到学道就要"别娇柔"，方瞳道长所教导、汴京张拱所遵守的"不吃就能饱"和"不要淫荡"之间的关联性再次被提起了。

庄子在《庄子·达生》中说，人应该感到畏惧和可怕的，还是在枕席上的恣意，在饮食间的失度，不知道为此提醒和戒备，这实在是过错啊。

人之所取畏者，衽席之上，饮食之间，而不知为之戒者，过也。

从男女与饮食入手修行的法门，这两点也是所有主流宗教的起点。"穆圣"穆罕默德说"**断食是进入宗教的门户**"。他是宗教领袖，穆斯林认可的伊斯兰先知，广大穆斯林认为他是安拉派遣给人类的最后一位使者。

如果辟谷是一，那么在修行的路上，禁欲就是二。甘地在自传中说，能断了食欲，色欲才可能断除：

一般来说，断食有助于控制性欲，这也只有以自我控制为目的时才能达到。

甘地在他的书中还谈道：

作为禁欲的一种外来助力，断食和挑选食物以及节食一样都是必须的。情感具有这样一种压倒一切的力量，只有在它受到四面八方的抵制时才能够加以控制。谁都知道，没有食物，情感这东西就显得太微不足道了，所以我一点也不怀疑：断食对于节制情感是很有帮助的。

甘地禁欲主要是针对色欲，然后才是对情感的广泛控制。辟谷，并不是克制欲望，而是超越欲望。

"药王"孙思邈真人认为过度饮食的危害远大于色欲的危害：

夫万病横生，年命横夭，多由饮食之患。饮食之患，过于声色。声色可绝之逾年，饮食不可废于一日。为益既广，为患亦深。且滋味百品，或气势相代，触其禁忌，更成沉毒，缓者积年而成病，急者灾患而卒至也。

苏轼，一种听起来比"餐霞"更神奇的"食光"

苏轼是宋代文学艺术最高成就的代表，他还是一名美食家，为后世吃货留下了"东坡肉""东坡肘子"等美食佳肴，但他写过一篇文章《辟谷说》。大文豪苏轼通过一个传奇性的辟谷故事引出了神奇的"食光辟谷"：

洛下有洞穴，深不可测。有人堕其中不能出，饥甚。见龟蛇无数，每旦辄引首东望，吸初日光咽之。其人亦随所向效之不已，遂不复饥，身轻力强，后卒还家。不食，不知其所终，此晋武帝时事，辟谷之法以百数，此为上妙。法止于此，能复玉泉。使铅汞具体，去仙不远矣。

这篇文章直接声明：这种"吸初日光咽之"的"餐霞法"是上百种辟谷术中的高级功法。在《辟谷说》中，大文豪发出父母般的叹息后，又给予世人以父母般的寄托：

此法甚易知易行，天下莫不能知，知者莫能行，何则？虚一而静者，世无有也。

苏轼在《辟谷说》的结尾处,有一个艰难而重大的决定,即与他的儿子苏过一起,父子共同练习这种高级的"食光辟谷":

元符二年,儋耳米贵,吾乃有绝粮之忧。欲与过子共行此法,故书以授之。四月十九日记。

屈原,"中国文学家的老祖宗",他的辟谷更美

屈原是楚国重要的政治家,主张变法,提倡"美政"(这是我们所能见到的关于政治体制最具有诗意的概念),早年深受楚怀王信任,兼管内政、外交大事。公元前278年,秦军攻破楚都,屈原怀石自沉于汨罗江以身殉国,中国重要的传统节日端午节和吃粽子就是为了纪念屈原。

屈原芈姓,楚武王的后代,是"楚辞"的创立者和代表作者,他创作的《楚辞》与《诗经》并称"风骚",开辟了"香草美人"的传统,标志着中国诗歌进入了一个由集体歌唱到个人独创的新时代。他被后人称为"诗魂",被梁启超推为"中国文学家的老祖宗"。

当代中国著名史学家,楚学泰斗张正明在其所著的《楚文化史》中说:

老子学派的发展有两个趋向:其一是发展为庄子哲学,其二是发展为稷下精气说。稷下精气说在

南方的代表就是屈子哲学（屈子即屈原的尊称）。

屈原在《楚辞·远游》中，用了一个非常美的词"沆瀣"描写了仙人餐霞与服气，这不能理解为是屈原的想象。"精气说"绝非是停留在精神层面的概念，而是一种强调天的物质性，以无法直接感受的原始精微物质"元气"来解释世界的学说：

食六气而饮沆瀣兮，漱正阳兮含朝霞。

保神明之清澄兮，精气入而粗秽除。

中国文化中有一个非常重要的概念叫"运气"，是"五运六气"的简称。运气学说是中国古代研究气候变化及其与人体健康和疾病关系的学说，涉及天文、地理、历法、医学等各方面的知识。中医界内有一句话可说明其重要性：

不通五运六气，遍读方书何济？

在一年中有六气，一日中也有六气，大儒朱熹为屈原的《楚辞集注》标注：

春食朝霞，日始欲出，赤黄气也；秋食沦阴，日没以后，赤黄气也；冬饮沉服，北方夜半气也；夏食正阳，南方日中气也；并天地、玄黄之气，是为六气。

曹植，餐霞与饮沆瀣，就是仙人的饮食

元好问是宋金对峙时期北方文学的主要代表、文坛盟主，他的词"问世间，情为何物，直教生死相许"流传甚广。他在自己的《遗山文集》中总结士大夫信道的心理转变过程说：当人们年轻气盛时，嫌道教"惰窳不振"，不感兴趣；但当他们步入尘世，饱餐风霜，屡遭挫折以后，就逐渐"自视缺然，愿弃人间事"。

历史上像这样的人太多了，曹植就是其中一个。作为曹操的儿子，他十几岁就跟随着曹操到处征战，深受曹操喜欢，一度想立为太子。然而，曹植常常任性而行，饮起酒来毫无节制，做出几件让曹操很是失望的事，最终与君主之位无缘。曹操广泛网罗了左慈、甘始、郄俭等多位当时知名道士，曹植与他们交往密切。他在早期的《辩道论》中并不承认他们的方术是长生之道，虽承认确有某种奇效，同时却还有所讥讽：

余尝试郄俭绝谷百日，躬与之寝处，行步起居

自若也。夫人不食七日则死，而俭乃如是。然不必益寿，可以疗疾而不惮饥馑焉。

那时他还觊觎君主之位，等到登顶无望，失去了天马纵横的锐气，他对道教的态度也有了很大的改变。后来的《释疑论》中其征引材料虽与《辩道论》中略同，但口气和态度却大不一样，实际上是对《辩道论》的否定，这时的曹植：

但恨不能绝声色，专心以学长生之道。

曹植对道教态度变化的标志是：由视道士为臣民，到视道士为师长。清朝文坛领袖、诗词理论家王士禛认为，汉魏以来两千年间诗家堪称"仙才"者，曹植、李白、苏轼三人耳。他后期写了大量游仙诗，其中虽不无寄寓，但也表明了他对成仙的仰慕。这时的他只想写出最美的诗歌，而不是过最牛的人生。在一首诗中，他写道：

餐霞漱沆瀣，毛羽被身形。

发举蹈虚廓，径庭升窈冥。

南宋时曾任袁州太守、吏部侍郎的诗人方岳针对"当官吃肉"和"成仙餐霞"之间的微妙关系写道：

秋崖不惯大官肉，雪屋为出斋房芝。

山灵颇怜世味薄，风格略与诗情宜。

菘膰何但退三舍，蕨拳恨不同一时。

自寻堕樵了幽寂，岂料枯卉能神奇。

群仙餐霞吸沆瀣，豪贵蒸乳盛琉璃。

砖炉石鼎煮飞瀑，此妙勿令渠辈知。

沆瀣是夜间的水汽、露水，学仙辟谷之士，春食朝霞，冬饮沆瀣；或白天餐霞，晚间饮沆瀣。沆瀣，后世引申指珍贵的饮料。

司马相如，沆瀣为饮霞为餐，超尘脱俗的仙家生活

西汉司马相如是汉赋代表作家和赋论大师，后人称之为"赋圣"，他与卓文君"凤求凰"的爱情故事广为流传。鲁迅的《汉文学史纲要》中还把二人放在一个专节里加以评述，指出："武帝时文人，赋莫若司马相如，文莫若司马迁。"司马相如留存的辞赋有着明显的神仙色彩，《汉书·司马相如传》中引用他的赋，表达仙人的特有口味：

回车，来兮，绝道不周，会食幽都。
呼吸沆瀣兮餐朝霞，咀噍芝英兮叽琼华。

司马相如还是一位琴艺精湛的古琴大师，他的传世名琴"绿绮"在后来成了古琴的别称。在两晋时，也有一位古琴大师，即"竹林七贤"的精神领袖嵇康，因遭人嫉妒陷害而被处死。他在刑场上抚了一曲《广陵散》，成为千古绝唱。嵇康写过一首诗《琴歌》，表达他对生死去留的超然态度，诗中也写到了"餐沆瀣"：

凌扶摇兮憩瀛洲，要列子兮为好仇。
餐沆瀣兮带朝霞，眇翩翩兮薄天游。
齐万物兮超自得，委性命兮任去留。

南宋时曾任朝奉大夫、学者的阳枋在一首诗《寿程彦彪签判乃翁》写到一群人聚会时，听着东方的古琴和西域的箜篌，而且饮着沆瀣、餐霞：

六月余积雪，冬木今春芳。

翠竹紫凤高腾骞，梧枝袅娜栖雏鹓。

琴弹碧玉箜篌蕃，炉养白砂贤弟昆。

胎仙三叠舞翩翩，玉液九转朝昆仑。

沆瀣为饮霞为餐，菊酒酽客香盈樽。

南宋时曾任太尉的曹勋写过一首诗《早行相州道中》，说他在去某处的路途上，遇到仙人们饮用沆瀣后，浑身神气充盈：

跪奏内人遇至道，沆瀣一饮如气充。

悠然退归复故干，神宇欲便摩青空。

北宋著名学者李石在诗《送张道士游西山至道观》中写道，他曾见到过仙人们，并希望他们能传授长生方法给已然双鬓苍白的他：

六月余积雪，冬木今春芳。

群仙竞来往，御风骑凤凰。

我昔曾见之，瞳子瞭且光。

> 张子长鬻师，沆瀣入肺肠。
>
> 为取桥下履，仍传枕中方。
>
> 此时觅刀圭，念我双鬓苍。

明朝著名学者徐威在他的诗《五游》中很明确地表达了饮用沆瀣和远离膻腥可以使人头发黑亮犹漆，并且还能如龟鹤般长生不老：

> 祛逐化人舞，曲随王母编。
>
> 渴将绛雪进，饥奉碧霞前。
>
> 吞嚼同沆瀣，远辟蝼与膻。
>
> 我发黑犹漆，龟鹤齐长年。

宋代的黎道华是一位道士，在他的诗《金石台遥碧堂》写道"绿发映方瞳"的道人是多么惬意地沐浴着天地之精华：

> 空山楼观才烟霭，山根水作青罗带。
>
> 道人绿发映方瞳，呼吸岚光餐沆瀣。

大书法家颜真卿也曾写道，如果想容颜美好，就要"食沆瀣"：

> 炼容食沆瀣，濯足咏沧浪。
>
> 守道心自乐，下帷名益彰。

第五章

辟谷,是来自宇宙的沐浴,是对五藏的修炼

王阳明,住进了阳明洞,还起了"阳明山人"的号

王守仁还没有叫王阳明之前,他到处寻仙问道,曾去过一趟有"与九华之胜,并擅江南"之美誉的齐山,并写下了《游齐山赋》。赋中充满了道家思想,简直就是屈原的化身,写到了神仙辟谷("餐朝露而饮沆瀣"),但这只不过是一次假设:

苟长生之可期,吾视弃富贵如砾瓦。吾将旷八极以遨游,登九天而视下。餐朝露而饮沆瀣,攀子明之逸驾。岂尘网之误羁,叹仙质之未化。

乱曰:旷观宇宙,漠以广兮。仰瞻却顾,终焉仿兮。吾不能局促以自污兮,复虑其谬以妄兮。已矣乎,君亲不可忘兮,吾安能长驾而独往兮。

我将会把富贵弃之如瓦砾,而去寻求长生。我在地球上和宇宙中飞翔,每天吸风饮露,但是,滚滚的红尘像一张网把我俘获,无法摆脱,只叹我没有成仙的底子啊。而且,我还有圣明的皇上,和慈爱的双亲没法忘记,所以啊,我不能独自快乐地飞,飞向远方。

等王守仁回到家乡,这时离他大觉悟的"龙场悟道"还有四年时间。他找了一个适合修炼的山洞,做了一番装修之后,命名为"阳明

洞",住了进去"行道引术"。他先给自己起了一个"乐山子"的号,后来又起了一个"阳明山人"的号。毫无疑问,两个都是典型的道号,"山人"实际上就是"仙"。

不久,他的一位名气很大的、有着庄子和列子风范的道家朋友黄舆子带一帮子人来访。他好似先知一样,命令仆人去迎接。见面后,就把他们如何来以及如何到一一说出,大家很惊异,都以为他有了神通。但是经过一段时间的勤修苦练而功力大长时,王阳明突然放弃相关的修炼,他认为"此簸弄精魄,非道也"。

王阳明遍读朱熹的著作,思考所谓"物有表里精粗,一草一木皆具至理"的学说。有一次他下决心穷竹之理,在"格"了七天七夜的竹子后,终于洞察到所谓"格物致知",不是去格物而是来格心,并非是朱熹所说的用镜子去照竹子,而是下功夫擦亮心镜。

这个心镜就是良知。致良知,就是擦亮心镜,只要能擦亮心镜"人人都能成为圣人",这与"人人都可以成佛""人人都可以成仙"有异曲同工之妙。在王阳明这里,成圣是一种担当。

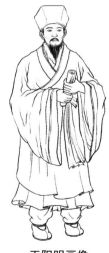

王阳明画像

这是中国哲学史上著名的"守仁格竹"。我们可以想象一下，整整七天七夜，很有可能这是一次辟谷状态中的修炼。既然王阳明曾与多位道士交往，还向他们学会了静坐，又能"行道引术"，同时学会一定的"吸风饮露"的辟谷功夫也是大有可能的。

王阳明，你总是在打拼，就是不打坐

王阳明融圣人、英雄于一体，故被后人称为"千古圣雄"。圣雄的成长被他的心学搭档湛甘泉总结为"五溺三变"，"五溺"是指他依序沉迷于五个领域：任侠、骑射、辞章、神仙与佛氏。

"三变"是说他在人生成长中经过三次变化。他37岁时，在贵州龙场悟得"知行合一"；42岁时教人"静坐澄思"，以收回放纵散乱的心思，到49岁时由百死千难之中悟得"致良知"。这三变的目标都是一致的，即是如何使人成圣。

后人以所谓"五溺"来指王阳明的思想曾5次走入"歧途"，他本人对此也有所谓反省。在记载了他的语录和论学书信的《传习录》中，"始自叹悔错用了三十年气力"。这种自省难免落入窠臼当中，就像吃6个包子刚好饱了，就认为前5个包子白吃了一样。

正是这"五溺"才让王阳明成了中华文化的全能冠军。他一生富于侠义精神，带兵作战极有效率；提笔为文挥洒自如，是哲学家中罕见的文武全才；他常寻仙访道，有遗世入山之意；学习静坐内观，偶有先知之明，能预知友人来访；在他的语录与文集中，引用多种佛典，其中以《六祖坛经》与《传灯录》最为常见。

朱子小时候喜欢画八卦，王守仁小时候却喜欢排兵布阵，除此之外还有静坐。王守仁17岁时大婚，在结婚的当天，大家都找不到他。原来这天他闲逛到铁柱宫遇见一位道士在打坐，他就向道士请教。这位不知名的道士肯定给他讲了一些神奇的道家功夫，否则什么人会在这样重要的日子，一直与道士相对静坐，而不是在洞房中"动作"，直到第二天岳父才把他找回去呢？

他后来在贵州龙场教学时曾先教人静坐：

初学时心猿意马，拴缚不定，其所思虑，多是人欲一边。故且教之静坐，息思虑。

这"静坐"一词属于儒家所喜用，道家叫坐忘，佛家叫禅坐，如今的人都通俗称之为打坐，或者冥想。若要悟道，必有打坐这一基本功夫。

南宋的民族英雄文天祥的一首诗《遣兴》，可以穿越送给后世明朝"从神仙转做英雄"的王阳明，让他从"英雄再做回神仙"：

东风吹草日高眠，试把平生细问天。

燕子愁迷江右月，杜鹃声破洛阳烟。

何从林下寻元亮，只向尘中作鲁连。

莫笑道人空打坐，英雄收敛便神仙。

与文天祥几乎同时代的一位和尚释智愚，曾写过一首诗《颂古》，说"大人"（圣人）的境界很难达到，即使大人自己达到了某种境界，他也无法向别人描述清楚。我们的推测不过是搬弄是非，搞了半天都是自以为是的局限而已：

大人境界终难到，到后如何说向人。

不是当人知见力，莫将知见别疏亲。

释智愚非常喜欢写诗（宋朝的和尚似乎都很喜欢写诗，又都很能写），他写《颂古》诗其实有100首；他还曾写过《偈颂二十一首》，其中有一首写到打坐时根本就不需要吃饭（难道是辟谷？）：

老不禁寒，山边水边曝日。

春归阆苑，长底短底从新。

笙歌丛里贺年朝，锦筵中开寿域。

衲僧门下别有条章，每日蒙头打坐。

不知岁月易迁，直饶捞著不来，

谁展钵盂吃饭。

朱子一向强调知先行后，而王阳明却是要从实修进入，强调"立教皆经实践"。所以，阳明心学哪是用来学习的，而是用来体悟的。先打个坐吧！

张良，辟谷与当官一样，都是一种专业

张良是"汉初三杰"之一，在帮老板刘邦打下天下后，以最快的速度给老板打了一份离职申请。他说自己身体一直都不好，不能再胜任重要的工作，很怕自己影响"大汉江山公司"的发展。因此，他很想学一位上古仙人赤松子（也是贵体有恙）去人少的地方旅游，去没人的地方辟谷：

愿弃人间事，欲从赤松子游耳。

当然，像张良这样的人，不会被轻易"马放南山"的。司马迁在《史记留侯世家》中记载说张良天天就在家里练习导引和修习辟谷，一年多都没有出过大门：

留侯性多病，即导引不食谷，杜门不出岁余。

后来，刘邦死后，他老婆吕雉（吕后，中国历史上有记载的第一位皇后和皇太后）当政的时候，又强迫过张良恢复饮食。

由于张良的这份著名辟谷申请，赤松子的名号

从此成了一个象征，在中国历代士大夫阶层广为流传。比如宋末文坛领袖、曾任工部尚书的刘克庄曾在诗中写过：

慕赤松子辟谷，学黄冠师餐霞。

南宋时曾任监察御史的吴芾写过：

既作陶渊明，且慕赤松子。

另一位稍后的南宋监察御史陈著也写道：

开眼门外世梦短，忘情樽前闲意长。

邂逅当有赤松子，歌舞何用楚兰香。

上述这几位：刘克农、吴芾、陈著都与当朝的二把手（秦桧、贾似道）的关系或好或坏，又逢外患（金人、蒙古人的入侵），所以就容易理解他们在借用赤松子所表达的思绪了。他们虽是身不由己，但基本上还是无能为力的逃避心态，与张良"功成名就身退"相比，还差得很远。

赤松子,服水才是一种专业级别的辟谷术

赤松子者,神农时雨师也,服水玉以教神农,能入火自烧。往往至昆仑山上,常止西王母石室中,随风雨上下。炎帝少女追之,亦得仙俱去(《列仙传》)。

赤松子以玄虫血渍玉为水而服之,故得乘烟上下也。玉屑服之与水饵,皆令人不死(《抱朴子》)。

今夫王乔、赤诵子,吹呕呼吸,吐故纳新,遗形去智,抱素反真,以游玄眇,上通云天(《淮南子》)。

赤松子又名赤诵子,号左圣南极南岳真人、左仙太虚真人。将《列仙传》《抱朴子》《淮南子》三本著作结合起来,我们了解到赤松子大概是饮用一种玉石泡过的水而进行服气辟谷。他还把这种方法教给伟大的神农氏,神农氏即炎帝,是中华民族始祖之一,正像他的名字所显示的一样,是他发明了五谷和使用火,两者加一起就是所谓人间烟火。

赤松子作为一个管理雨水的官员，也可能是法师，帮助五谷更好生长才是他的职责所在，他却在搞不吃五谷的辟谷。这种丰富的人生吸引了炎帝的小女儿，她像粉丝一样追随他学习这些方法，最终也学会了辟谷术。

这种像是悖论的关系，恰恰暗示了东方独特的自然哲学源头，符合阴阳之道：水与火，五谷与辟谷，君与臣，父与子。

"药王"孙思邈在他的《千金翼方》卷十三《辟谷服水方》中用很大篇幅详细阐述如何通过服水法来辟谷，并命名为"第一服水法"。"第一服水法"比较复杂，从饮用时辰、饮用量、饮用步骤等有很专业的要求，甚至要配以咒语，丝毫不等同于日常的喝水。

他是首富，自号陶朱公，喜欢用桂树枝煮水喝

范蠡是春秋时著名的政治家、军事家、经济学家和道家学者，他的故事在中国的商人圈层中几乎耳熟能详，成为大家嘴皮子上的楷模。范蠡曾献策扶助越王勾践成功复国，后携心爱的女人西施隐去，并屡次成为首富又屡次散尽万贯家财。世人誉之：

忠以为国，智以保身，商以致富，成名天下。

"诗王"白居易曾在一首诗中把范蠡和张良并举。不过显然，他并未停留在"功成名就身退"事迹的表面，而是揭示了两位大功臣的心理活动，从而表达了他对天道的理解。这两句诗，绝对可以成为一切成功人士家里悬挂的中堂书法：

乘舟范蠡惧，辟谷留侯饥。

范蠡的师父是计然，中国"二十四史"之首《史记》中记载，当范蠡准备与西施离开越国时，他说：我师父计然共有七策（"计然七策"），越

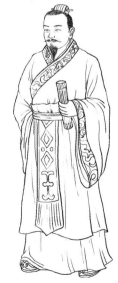

范蠡画像

国用了其中五策就实现复国大业，成为春秋五霸之一。

范蠡认为计然七策既然用于治理国家有如此奇效，也应当可以用于成就自己的事业，果然这成了范蠡成为首富的法宝。

计然的师父是老子，所以范蠡"功成、名就、身退"，只不过是遵循了祖师爷的教诲而已。

《历世真仙体道真鉴》中记载范蠡"好服桂饮水"，就是用桂树枝煮水喝，并说他活了一百多岁，后来在一个叫北郁山的地方成仙。与"赤松子以玄虫血渍玉为水而服之"相比，这种用桂树枝煮水喝的专业度听起来并不算高难。

吃蔬果，加服气，是一种很容易掌握的日常的辟谷术

一个神奇的存在群体，被称为果食主义者。

这些人每天只吃水果，但其中大部分人据说看起来都相当健康，而且活力十足，有些还是耐力运动员，"我感觉好有趣，决定用这种方法试一个星期。"有一位胖胖的女生，在寻找一个净化肠胃的食谱时，参加了果食主义者。在吃了几天后，她感觉棒极了，不无夸张地说："轻松，乐观，还有点兴奋，感觉对周围的一切都充满了爱。"

选择蔬果辟谷，是一种相对轻松的辟谷法，也是一种辟谷化的生活方式，可经常或定期进行，也可作为更高级辟谷的过渡和准备阶段。

初习辟谷的人可以吃些蔬菜、干果及少量的水果。水果一般易使脾胃生寒湿，应少量食用，也可煮熟再食用。蔬菜也选择清水煮熟后食用，或者冲饮没有任何营养添加剂、增稠剂和调味剂的蔬果粉。

在所谓更为专业的人士看来，吃蔬菜和果实不是真辟谷，不高明，或是没有真功夫，这种过于执着某种形式的认知不过是一家之言。当然，辟谷时蔬果不可食用太多，否则，只是以菜代食而已，就不是辟谷，而是果食主义者啦。

建议食用有机产品，即使不是在辟谷。按照联合国食品法典委员会对有机农业的定义，有机蔬果不使用人工合成物质如化学农药、化肥、生长调节剂、饲料添加剂等，不会给人体带来相应毒素；而长期食用非有机产品，可能是造成不孕不育或死胎的原因之一。

因为有机农业是促进和加强包括生物多样性、生物循环和土壤生物活动的农业生态系统，所以，有机产品中的矿物质（微量元素和宏量元素）含量更加全面，可以更有效进行均衡补充，这也是"药食同源"的基本前提。

有机生活并不仅仅是一种健康的生活方式，还是一种生命态度：是对地球的友善、珍爱与报答。

姜子牙，服饵是道教看家的一种养生延年术

欧阳修是宋代的文坛领袖，官至参知政事。他在送别一位京城官员的诗中写道，松树下长着很多茯苓，神仙只想留给自己吃，不想让世人采挖。否则的话，全世界岂不到处都是长着方瞳的道长。

> 太华之松千岁青，尝闻其下多茯苓。
> 地灵山秀草木异，往往变化为人形。
> 神仙不欲世人采，覆以云气常冥冥。
> 台郎何年得真诀，服饵既久毛骨清。
> 汝阳昔见今十载，丹颜益少方瞳明。

在"药王"孙思邈的《千金要方》和《千金翼方》的服饵卷中，一部分是菜，一部分是药。

赤将子舆者，黄帝时人，不食五谷而啖百草花。至尧帝时，为木工，能随风雨上下。时时于市中卖缴，亦谓之缴父。云：蒸民粒食，孰享遐祚。子舆拔俗，餐葩饮露。托身风雨，遥然娇步。云中可游，性命可度（《列仙传》）。

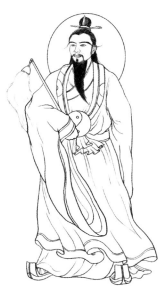

姜子牙画像

这位赤将子舆是"缴父",可理解为是中国商人的祖师爷,"啖百草花"与"餐葩"都是一种服饵。这位缴父虽然没有什么民间知名度,但不要忘记他既然是做买卖人的祖师爷,选择了不食五谷而啖百草花,这里面的账一定比我们算得清。

姜太公的知名度太高了,他是西周文、武、成王三代政治、军事的二号人物,"太公钓鱼,愿者上钩"是中国妇孺皆知的故事。他在昆仑山上修道40年,72岁时下山。在一条小溪边,用一个直直的钓钩钓鱼,3年都没有一条鱼被钓上来,这当然可想而知。但是,三年后他等来了一位想要钓天下的文王。文王当然也是一位神一般存在的历史人物,他推演出了后天八卦图,并创建了存续800年的周朝。

姜太公一边钓鱼,一边"服泽芝地髓",活了200岁。"泽芝"是荷花,"地髓"是地黄,这两种中药材是怎么加工处理的,以致使姜太公如此长寿?

神农氏，服饵更是一种增益其效的辟谷术

《神农本草经》相传起源于神农氏（就是那位小女儿跟赤松子学辟谷的炎帝），代代口耳相传，于东汉时期结集成书，是中医药物学理论发展的源头。全书共计收录了365种药物，正好与一年365日相合，这倒并非巧合，而是有意为之的结果：

法三百六十五度，一度应一日，以成一岁。

《神农本草经》对所收药物进行了分门别类，将365种药物按照上、中、下分为三类，以应"天地人三才"，这被称为"三品分类法"：

上药一百二十种为君，主养命以应天，无毒，久服不伤人。

中药一百二十种为臣，主养性以应人，无毒有毒，斟酌其宜。

下药一百二十五种为佐使，主治病以应地，多毒，不可久服。

在上药120种当中，几乎都是"久服轻身，不老

不饥"之特产,绝不存在所谓"是药三分毒"。前文曾提到过的《列仙传》是中国第一部系统叙述神仙的传记,为西汉著名史学家刘向所著,书中专门阐释了历代医书中常用的"久服轻身"概念:

> 古人云,久服轻身延年者谓当辟谷,绝人道,或服数十年乃效耳。

"服饵""服药"都属于"服食",是中国最早产生的修道养生方法之一。在古代两者意思大致同一,但经常"饵药"二字合用。在本书中,我们将"服饵""服药"做了一定区别(并不重要却很必要)。把"服药"特指服用目的兼有针对某些疾病的服食,以适应今人的认知逻辑,后面专门述及。

北宋著名文学家、苏轼的门生张耒(曾任太常少卿),他在《晚步灵寿寺后二首》中写道,采菊花供以服饵,可以让人的脸庞水润润的:

> 逢秋种菊尚殷勤,隙地侵寻欲过邻。
>
> 便好采花供服饵,形容已似泽边人。

唐玄宗李隆基在告别一位道长时写的《送玄同真人李抱朴谒灊山仙祠》诗中,就把灵芝("三秀"——灵芝每年开花三次)这种饵叫作药,作为辟谷(餐霞)之用:

> 采药逢三秀,餐霞卧九霄。
>
> 参同如有旨,金鼎待君烧。

"饵"的制作材料有肉类、草木、菜蔬、金玉等,在此列出部分道家与医家常用的草木类的"饵材",供读者参考:山药、黑豆、胡麻、蔓菁、红枣、蜂蜜(蜜蜡)、茯苓、苍术、白术、人参、鹿茸、菟丝子、枸杞、黄精、地黄、天冬、麦冬、何首乌、菊花、松脂(松叶、松子、松根白皮)、柏叶(柏实、柏脂)、杏仁、石菖蒲、泽泻等。

服饵辟谷，一种最具中国特色的辟谷术

1973年湖南长沙马王堆考古是当代十大考古事件之一，墓中发现的东汉铜镜中有许多形态各异的"毛人"，这在镜铭中明确地书为"仙人"或称之为"羽人"。他们有的手持芝草，有的腾空漫游，有的乘天马，并书有"王乔马""赤松马"等铭文。这里的"赤松马"就是指骑着马的赤松子，看来这位确实大有名气。

在马王堆墓中发现了大批汉代帛书和两卷医简，其中除《周易》和《老子》二书有今本传世外，绝大多数是古佚书，这是中国考古学中古代典籍资料的一次重大发现。

其中出土的帛书《却谷食气》篇是目前中国最早的关于辟谷的古籍之一，其所介绍的就是服气的理论和具体方法。由此可知，"却谷"与"食气"是密不可分的。欲行辟谷，必须掌握服气法。只有熟练掌握服气，才有可能辟谷。假如凭着人体的生理耐受力，饿上几天，这实在算不上是辟谷。

《却谷食气》篇第一句就是"*却谷者食石韦*"。"石韦"是一种"饵"，文中还介绍了如何服气的方法，以及一年四季服气的要点与注意事项等。

古代道教将道士还称羽士，到了魏晋南北朝时期，羽人含义和造型逐渐变化，先变成能升空的神仙，后来演变为飞天、飞仙和天人等形象，这可能与佛教传入有关。

辟谷总是能让人轻身，即使不能使人成仙，至少也叫人有一种飘飘欲仙的感觉，这种感觉正是所有对生活有超越愿望的人所需求的。通常情况下，我们只能以饮酒的方式获得这种感觉。正如千古名篇《赤壁赋》就是苏轼在"饮酒乐甚"时，拍打着船帮子吟唱出来的：

浩浩乎如冯虚御风，而不知其所止，

飘飘乎如遗世独立，羽化而登仙。

服药辟谷，是一种有明确治疗目的的辟谷术

紫阳真人张伯端在《悟真篇》中所说的药是指用"精气神"炼养而成的内丹。他认为服气终归是只能成人，如能配合丹功产"药"的话，才能发生神奇的变化：

咽津纳气是人行，有药方能造化生。

葛洪真人在他所撰的《抱朴子》中所说的"药"主要是指烧炼而成的外丹，他认为服用外丹时如能配以服气的话，验效更快，至少可以让人活到几百岁：

服药虽为长生之本，若能兼行气者，其益甚速。若不能得药，但行气而尽其理者，亦得数百岁。

我们在本书中所讲的"服药"的药，采用葛洪的说法，是指人工制作的丹药和草木药，包括膏、丹、丸、散等。除了各种道书中记载有大量辟谷方剂外，在《千金要方》《千金翼方》《太平圣惠方》《圣济总录》《遵生八笺》《善游》《本草纲目》等历代重要的医书上从不缺席，都以"绝谷方""神仙方"作为不可或缺的纲目给予专门介绍。

用辟谷方剂制备的药，可简称之为"辟谷丹"。辟谷丹的价值首先在治病方面，因此必须应病而配制，其治疗原则都本于医学传统。

"辟谷丹"的研究与开发如果能单独成为体系,可以扩展中医药产业,对传统道学和丹道文化的发扬会有所贡献。这是《辟谷道论》作者陈全林老师的观点,我非常赞同。

辟谷丹虽有明确治疗目标,但仍以调理气血、培补元气为主。同时也补充一些人体所需要的矿物质,道地的中药材中所含有的此类物质是其可以治疗疾病的重要原因之一。

高濂，《遵生八笺》有很多辟谷方剂

高濂是明代著名戏曲作家、藏书家，号瑞南道人。其养生著作《遵生八笺》内容广博又切实用，是中国古代养生学的集大成之作，全书分为《清修妙论笺》《四时调摄笺》《却病延年笺》《起居安乐笺》《饮馔服食笺》《灵秘丹药笺》《燕闲清赏笺》《尘外遐举笺》等八笺。

高濂在书中列有一些能够辟谷的方子，有的纯是辟谷养生的，有的还可以治疗某类疾病，甚至有的还可以帮助成为陆地仙。特摘录几个供参考。

【服食松根法】取东行松根，剥取白皮，细剉曝燥，捣筛，饱食之，可绝谷，渴则饮水。

【服天门冬法】取天门冬二斤，熟地黄一斤，捣罗为末，炼蜜为丸，如弹子大。每服三丸，以温酒调下，日三服。久服强骨髓，驻容颜，去三尸，断谷轻身，延年不老，百病不生。若以茯苓等分为末同服，天寒单衣汗出。忌食鲤鱼并腥膻之物。

【铁瓮先生琼玉膏】此膏填精补髓，肠化为筋，万神俱足，五藏盈溢，发白变黑，返老还童，行如奔马。日进数服，终日不食亦不饥，开通强志，日诵万言，神识高迈，夜无梦想。服之十剂，绝其欲，修阴功成地仙矣。一料分五处，可救五人痈疾；分十处，可救十人痨疾。修合之时，沐俗至心，勿轻示人。新罗参二十四两，去芦；生地黄一十六斤，取汁；白茯苓四十九两，去皮；白沙蜜十斤，炼净。上件，人参、茯苓为细末用。蜜生绢滤过，地黄取自然汁，捣时不用铜铁器，取汁尽，去滓。用药一处拌和匀，入银石器或好瓷器内，用净纸二三十重封闭。入汤内，以桑柴火煮三昼夜，取出，用蜡纸数重包瓶口，入井中去火毒。一伏时取出，再入旧汤内煮一日，出水气，取出，开封，取三匙作三盏，祭天地百神，设拜至诚端心。每日空心酒调一匙头服。原方如此，但痨嗽气盛、血虚肺热者，不可用人参。

【辟谷住食方】秫米一斗，麻油六两炒，冷；盐末、川姜、小椒各等分，十两；蔓菁子三升；干大枣五升。上六味，为细末。每服一大匙，新水调下，日进三服。如饥渴，渐有力，如吃诸般果木茶汤任意。不可食肉，大忌也。

很有意思的是（也很有价值），高濂专门讲到有八种肉是绝对不能吃的，否则会生一百种疾病：

走死的马，饮杀的驴，胀死的牛，红眼的羊，

自死的猪，有弹的鳖，怀胎的兔，无鳞的鱼。

高濂家境富裕，隐居西湖，徜徉山水之间，曾

在北京任过鸿胪寺官（类似于今天服务外宾的礼宾司），所谓诗词歌赋，鉴赏文物，无所不涉；琴棋书画，茶酒烹调，无所不通。

他所作传奇剧本有《玉簪记》《节孝记》，另有《牡丹花谱》《兰谱》传世，这些都是世家或是玩家才能涉猎的领域。阅读他留存下来的几百首诗词，都是吟风弄月之作，无法判断他本人是否有过辟谷经历。

一个人完全可以只喜欢琴棋书画、诗酒花茶，未必一定要修道学仙练所谓辟谷术，这样的人生无可厚非。

李时珍,幼年以神仙自命,晚年又号濒湖山人

高濂的辟谷方剂记载比起李时珍还差了许多。李时珍用了27年的时间编撰了一部旷世巨著《本草纲目》。这部著作吸收了历代本草著作的精华,是16世纪中国最系统、最完整、最科学的一部医药学著作,被誉为"东方医药巨典"。

因为伟大的《本草纲目》,李时珍被后世尊为"药圣"。他是一位著名医药学家,但很少有人知道李时珍还是一位从小就喜欢学道修仙之人。

明朝顾景星是当时最负盛名的文学家之一,他与李时珍是蕲州老乡。当年,他写《李时珍传》时,不仅对李时珍及其一家的情况进行了充分了解,而且也通读了《本草纲目》全书。他十分敬仰李时珍,称赞说,像李时珍这样一个既聪明又仁厚,热爱医学,医道成熟并且成就很高又抛弃荣华富贵的人,谁能和他媲美呢?

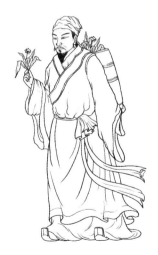

李时珍画像

顾景星在传记《李时珍》中说"药圣"李时珍从小就以神仙自居，晚年又自号"濒湖山人"：

> 李时珍，幼以神仙自命……晚年自号濒湖山人。

李时珍、王阳明与所有明朝的读书人一样，每天白天读书，晚上打坐：

> 读书，以日出入为期，夜即端坐。

李时珍，发现了经络是如何被发现的秘密

《濒湖脉学》《奇经八脉考》《脉学考证》三书也为李时珍所撰，都是有关"脉学"的论著，其中《奇经八脉考》是研究"奇经八脉"的专论。"十二经脉"是今天中医论述生理、病理机制的一种学说，而"奇经八脉"是"十二经脉"以外的旁支，包括任脉、督脉、冲脉、带脉、阴跷脉、阳跷脉、阴维脉、阳维脉。奇者，异也，因其异于十二正经，故称"奇经"。它们既不直属脏腑，又无表里配合。其生理功能，主要是对十二经脉的气血运行起着溢蓄、调节作用。

李时珍说如果医生不知道"奇经八脉"，就无法找出疾病的来龙去脉；学仙的人如果不明白"奇经八脉"，就无法炼养内丹：

医不知此，罔探病机，仙不知此，难安炉鼎。

医而知八脉，则十二经十五络之大旨得矣；仙而知乎八脉，则虎龙升降，玄牝幽微窍妙得矣。

李时珍发现了经络是如何被发现的秘密。他的

发现被医学界、科学界和学术界忽略掉是令人遗憾的。他在《濒湖脉学》中评述张紫阳真人"八脉经"说：

> 紫阳八脉经所载经脉，稍与医家之说不同，然"内景隧道"，惟反观者能照察之，其言必不谬也。

李时珍的意思是说，"藏府内景"和"经络隧道"，只有达到某种修炼功夫的人，才能内视（返观）体察认识到。正是这种反观的能力让上古修道的人发现了经络，而现代解剖学却无法发现。

葛洪真人在其代表作《抱朴子·内篇》中也提及"内视"：

> 学仙之法，欲得恬愉淡泊，涤除嗜欲，内视反听，尸居无心。反听而后所闻彻，内视而后见无朕。

老子认为认识客观世界有两种思维模式，一种是"为学"，即外求的方式，另一种是"为道"，即内求的方式：

> 为学日益，为道日损。

外求的方式是建立外界世界的抽象概念，然后用一些公式、推论来使概念之间发生联系，来推测人们所要认识的客观世界，这也是西方人认识世界的主要方式。内求的方式不是建立在形成概念并在概念之间进行推理的基础上，而是通过一种东方人所特有的修炼方式而实现的。

我们可以把"为学"或外求的方法称为理性的方法，"为道"或内求的方法称为直觉的方法，这是中国（东方）与西方的认知方法最明显的不同之处。

李时珍，与其说他是一代"药圣"，不如说他是一代高道。

葛洪，主张炼金丹服食，再加上服气来辟谷

葛洪本来想成为一个儒者，在那个动荡不安的时代，他参加了对农民起义的平息，因战功被任命为伏波将军，后又因此被赐爵关内侯，这有点像王阳明和曾国藩的早年。但是后来他对仙道产生了兴趣，他相信这个世界上什么事情都有，更何况神仙呢？不能以自己有限的认知来揣度无限的世界，认为自己没见过的事情和人，未必就不存在于这个世界上。

因为家学的渊源（他的大伯是葛玄——道教四大天师之一），他最终还是成了一名道士和炼丹家。后来葛洪拜了南海太守鲍靓为师，修道炼丹，并深得鲍靓器重，将其女鲍姑嫁给他为妻。鲍姑擅长灸法，是中国古代人数极少的女医生，今被奉为艾灸的祖师。

葛洪坚信服食金丹可得长生成仙，所以他隐居在广东罗浮山炼丹，并撰写了一部修仙炼丹的著述《抱朴子》，这也是现存的历史时期较早的炼丹术

著作，对他之后的隋唐炼丹术的发展具有重大影响，是研究中国古代道教史和科学技术史的重要资料。

《抱朴子》分内、外两篇。《外篇》主要谈论社会上的各种事情，属于道家政治范畴，也反映了葛洪以仙道养生为内，儒术应世为外的"道本儒末"思想架构。在《内篇》中"粗举长生之理"，备述金丹、黄白、辟谷、服药、导引、隐沦、变化、服炁、存思、召神、符箓、乘跻诸术。在《抱朴子》中，葛洪以自己的亲眼所见，证实了辟谷的神奇，驳斥了置疑：

余数见断谷人，三年二年者，多身轻色好，堪风寒暑湿。……人绝谷不过十许日皆死，而此等已积载而自若，亦何疑不可大久乎？

葛洪对汉、魏、西晋的辟谷方法进行过相当全面的总结：

近有一百许法：或服守中石药数十九，便辟四五十日不饥。练松柏及术，亦可以守中，但不及大药，久不过十年以还，或辟一百二百日，或须日日服之，乃不饥者。或先作美食极饱，乃服药以养所食之物，令不消化，可辟三年。欲还食谷，当以葵子猪膏下之，则所作美食皆下，不坏如故也。

葛洪主张道士兼修医术，这也说明了"十道九医"是有历史渊源的。

古之初为道者，莫不兼修医术，以救近祸焉。

他的医学著作《肘后备急方》收集了大量救急用的方子，在临床急症医学方面做出了突出的贡献，《肘后方》三个字在后世已经具有了象征意义。

宋朝僧人释绍昙写过一首诗，流传甚广：

春有百花秋有月，夏有凉风冬有雪。

莫将闲事挂心头，便是人间好时节。

他在《偈颂一百零二首》中把《肘后方》比作《神农本草》地位，当然，他诗中的意思大概是只要信佛，什么病都会消灭了：

有服药，甚功效。

不收肘后方书，不入神农本草。

善财采处不识真，文殊用之不得妙。

佛垄信手拈来，百病根源俱扫。

宋朝时还有一位进士，一直是一个处级干部，叫王炎，平时喜欢吟诗作赋，也从不忘没事翻看《肘后方》。他在《即事》诗中把家当作旅店，把不作为当作作为：

久辍囊中句，时看肘后方。

有家如旅舍，无事似僧房。

唐朝周渭是中国古代为数不多的文武双科举的

进士之一，他在给一位叫吴崇岳的道士写的诗中，写到了"餐霞（吞霞）""辟谷（休粮）"，还有《肘后方》，并表达了所谓的肘后方就是自己救自己：

楮为冠子布为裳，吞得丹霞寿最长。

混俗性灵常乐道，出尘风格早休粮。

枕中经妙谁传与，肘后方新自写将。

百尺松梢几飞步，鹤栖枝上礼虚皇。

2015年获得诺贝尔医学或生理学奖的中国女科学家屠呦呦在她的获奖感言中说："我要感谢一位中国科学家，东晋时期的有名的医生葛洪先生，他是世界预防医学的介导者。"她坦承自己的成果就来自葛洪《肘后备急方》给她的灵感和启发。

在《抱朴子》中记载："是以真人但令学其道引以延年，法其食气以绝谷。"其葛洪还提到过一个很神奇的辟谷术"符水断谷"：

又，符水断谷，虽先令人羸，然宜兼知者，倘卒遇荒年，不及合作药物，则符水为上矣。

魏伯阳，唯有内、外丹才可"道成德就"

朱熹虽然拼命地反对道家与佛家，却很迷恋《周易参同契》，研读此书常常废寝忘食，说"文章极好，盖后汉之能文者为之"。由于朱熹直接参与了对《周易参同契》的注释，所以后世有一些儒门中人也将其作为儒家修习之经典，因此这也让国际科学界得知并公认它是世界现存最古老的炼丹著作。

《周易参同契》后被称为"万古丹经王"，对前人各种炼养理论，既进行了总结又有所发展，对后世内、外丹的理论发展起了巨大作用。后世内丹学"逆炼归元"的理论模式，以及"筑基""三关炼化"等修炼法则，无不本于《周易参同契》而发挥。

作者并未直接提及辟谷，但若将"服气"与"辟谷"关联或等同起来，再按书中的主旨理解就会发现，作者并不推崇辟谷，甚至可理解为是反感的。在书中第七章《明辨邪正》中作者令人惊讶地把所有最终不能得到长生不死的方法，都归入违背黄老的曲折乱行的旁门小法当中。归到旁门小法当中的还包括步罡踏斗、祷祀斋醮、房中术、炼睡魔等，其所推崇的成仙的正门唯有炼制金丹，称之为金丹大道。

这种类似的观点在后世一些著名的道士那里也得到响应。在葛洪真人那里，认为辟谷还需要配以外丹；在张伯端紫阳真人那里，直接认为单纯只靠辟谷是不能成道的。但与葛洪真人显然不同的是，紫阳真人明确认为成道唯有内丹。

这本最古老的道家炼金术著作《周易参同契》的作者是东汉魏伯阳，道号云牙子。他在正史中没有任何记载，在葛洪真人的《抱朴子》也只有一两句粗略记述，说他是名门之后，儒学功底异常深厚，这一点倒是跟葛洪真人自己很相像。

魏伯阳一系内丹的盛行及其学说的发达，是晚唐以后的事。大概由于盛行数百年之久的外丹服食成仙的投资与风险太大，以及与服气相关的炼养术的深化发展，所以内丹开始盛行，呈现总摄和取代道教的一切传统炼养术之势。

南宋曾任六部侍郎的爱国诗人谢枋得在写给一位算卦者的诗《赠卜者魏易斋》中写道：

伯阳曾著易参同，夺尽阴阳造化功。

元朝诗人艾性夫非常推崇谢枋得，他对《参同契》的认同更是无以复加，把它当作暮年的依靠：

暮年一卷参同契，觅得安神不老方。

《周易参同契》即使可以伴随暮年，若没有一些天分悟性，要读懂却是十分难得。这是后世对其的解读歧义层出不穷的原因。盛唐著名边塞诗人，后人誉为"七绝圣手"的王昌龄在《就道士问周易参同契》诗中写道，如果无法读懂，就干脆到太行山里实修吧：

仙人骑白鹿，发短耳何长。

时余采菖蒲，忽见嵩之阳。

稽首求丹经，乃出怀中方。

披读了不悟，归来问嵇康。

嗟余无道骨，发我入太行。

宋太宗可能早就料到了这一点，所以他在《缘识》中指出，只要人在红尘当中，见识自然会有些阻碍：

黄芽药就成金丹，理与参同契一般。

切是先求功行力，红尘内见识应难。

"饥食自然气，渴饮华池浆，可使长饱也"

这句话引自《太上养生胎息气经》（作者、成书年代不详），其书中的"上清气秘法"是一种辟谷轻身、祛老益寿的方法，要求：

服食五藏真气，咽液吞津，以调节藏府功能。

由绿发道长所传授、李鹏飞所撰的《三元参赞延寿录》中说令人眼神动人、面容光滑的方法是：

口中津液是金浆玉醴，能终日不唾，常含而咽之，令人精气常留，面目有光。

葛洪真人编撰的《神仙传》记载了中国古代传说中85位神仙的故事。在介绍彭祖时，说他每天早上醒后，也不先刷牙，而是先舐舐嘴唇，开始咽口水，服气数十次，再起床开口讲话，据说这位服用"水桂云母粉"和"餐松为粮"的彭祖在800岁时面容还像少年那样年轻。

现代医学认为唾液是人体津液的重要组成部分，是生命的物质基础之一；古代医学认为唾液咽下后可化生津血，滋养五脏六腑。明代伟大医学家张景岳对《黄帝内经》进行全面分类研究后，在其所著的并深为后世所推崇的《类经·运气类》中说：

咽气津者，名天池之水，资精气血，荡涤五藏，生溉元海。

清朝时题名为"八仙"著的《天仙金丹心法》书中写到唾液（琼液）可以当"午餐"的自在辟谷：

囊橐萧然兴自宽，乐饥疏水供盘桓。

只今便谢人间火，琼液流香当午餐。

道教上清派的宝典《黄庭经》在讲到辟谷时说到服气和咽津：

口为玉池太和宫，漱咽灵液灾不干。

《黄庭经》还提到了服气和咽津可以消灭"三尸虫"：

含漱金醴吞玉英，遂至不饥三虫亡。

"三尸九虫"是道教对人体内部寄生虫的总称，辟谷可以杀之

唐朝所出的《太上除三尸九虫保生经》（撰人不详），除讲"三尸"还着重讲人腹中的"九虫"：伏虫、回虫、白虫、肉虫、肺虫、胃虫、鬲虫、赤虫、蛲虫，并附图说明该"九虫"所能导致的各种病变，以及灭"九虫"的药方。

道教认为人体中有三尸，亦称三虫，三尸作祟会使人速死。为了除去三尸，求取健康长寿，道教人士探索出种种方法，形成了中国古代道教医学的寄生虫学。

上尸名青姑，居脑宫，好宝物；

中尸名白姑，居明堂，好五味；

下尸名血姑，居腹胃，好色欲。

"三尸"常居在人体，是欲望产生的根源，是毒害人体的邪魔。由于"三尸"在人体中是靠谷气生存的，如果人不食五谷，断其谷气，那么"三尸"（也包括九虫）在人体中就不能生存了。

这也是古人认为辟谷可以治疗疾病的原理。

成书年代约在唐朝的《太清中黄真经》为重要的道教炼养专著，作者名九仙君，其中《太清中黄真经注》是中黄真君注释九仙君之文而

成。《太清中黄真经》共十八章，前四章都主要侧重于阐述"服元和除五谷"，以及食气、服五牙和餐霞等辟谷方法；在第九章"三虫宅居"专门有说到辟谷的效果：

当三虫已亡，自达华胥之国。

华胥之国，即中国古人心目中的理想国。

"北七真",修道成仙,需要"三虫已亡"

北宋时,道教内丹南宗始祖张伯端在《悟真篇》中表达同样的观点:

由来庚甲申明令,杀尽三尸道可期。

到了元朝时,"三尸"的概念或许更加普及,在修行圈里也更加被重视,道教全真派的"北七真"大都写过与"斩三尸"有关的诗词。

好儿好女心头气,生死难相替。不测无常先到你,皮囊臭烂,骨骸分散,空惹冤家泪。悟来不使心猿戏。慧剑磨教利。六贼三尸都趁离。(王处一)

五贼奔亡,三尸逃遁,表里无踪迹。(丘处机)

劈碎恩山,斫断爱欲尘情。剿除三尸六贼,不须弹、神鬼皆惊。(马丹阳)

火灭烟消财色离,内炼气神成九转,外除情欲却三尸。(谭处端)

除了谭处端稍稍语涉辟谷("火灭烟消")外,道教人士"北七真"反而都没有明确表达"斩三尸"与辟谷的关系,倒是唐朝"诗王"白居易在给一位姓朱的道士写的诗中极为明确说明辟谷(休粮)可以"斩三尸":

仪容白皙上仙郎，方寸清虚内道场。

两翼化生因服药，三尸饿死为休粮。

醮坛北向宵占斗，寝室东开早纳阳。

尽日窗间更无事，唯烧一炷降真香。

第六章

辟谷,是一种科学的,也是哲学的实验

第一个母亲叫华胥氏，"华夏"和"中华"中的"华"字皆源于她

在《太清中黄真经》第九章《三虫宅居》专门有说到辟谷的效果：当三虫已亡，自达华胥之国。

华胥国是约八千年前的上古时期，由中华大地上一位杰出的女首领华胥氏所创立的国度，她生伏羲和女娲，从而成为中华民族的始祖母，开创了中华文明史。

华胥氏传嗣于炎帝、黄帝。大约在其三千年后，人文始祖轩辕黄帝为追求治世强国，梦寐以求地希望复兴华胥国的辉煌，于是才有了"黄帝梦游华胥之国，而后天下大治"的典故。世界主流文化中，在描写人类曾失去的乐土时，会用到"亚特兰蒂斯""香格里拉"或"伊甸园"等。

中国古代人们只会用"华胥"以表达对自己祖先和国土的怀念，比如"出华胥、华胥国、华胥境界、华胥乐、华胥梦、华胥一枕、梦华、梦华胥、梦游华胥、入华胥、一梦华胥、华胥见、幽梦到华胥、路熟华胥、魂到华胥、物外华胥、华胥税驾、世外华胥、寤华胥、羡华胥、华胥路、华胥客、小华胥"。

关于华胥的记载最早见于《列子》：

其治国有方，民无嗜欲，自然而已，是为盛世乐土。

其后上百种典籍均有相关记载，在那里生活的人们跳进大海不怕水淹，走进大火不怕火烧，迷雾挡不了他们的视线，雷电震不了他们的耳朵，实际上是介于人和神之间的一种人，我们可以称之为仙。

华胥国里的人，都是陆地仙，也许他们就是方瞳道长和绿发道长的族人。实际上，虽然如今几乎无人知道华胥国，但中国人却继续生活在由它开始的文明之中。现在还在使用的农历，即皇历，也叫华胥历，在道教中还称之为道历。

龚居中，模仿胎儿咽口水，即能滋养五脏

在前文《玄门大论》的九种斋戒中，讲过胎儿口中津液内咽，称为"胎食"，亦可通俗称为"咽津"。

成书于宋，撰者不详，却很简明实用的养生专著《摄生纂录》，分导引、调气、居处、行旅等四篇。书中认为：

> 漱其舌下泉，咽之数十息之间一相继，就是胎食。

在官方正史《后汉书·方术列传》中干脆直接讲明了，胎食有强大的连续生孩子的壮阳作用，让人眼睛一亮。其实按道家的说法，就是炼液化精，简称"炼精"：

> 悉能行胎息、胎食之方，漱舌下泉咽之，不绝房室。

道教上清派宗师陶弘景所写的重要养生著作《养性延命录》中指明，将咽津法与服气法结合起来，不会饥饿，其实就是辟谷术：

> 华池者，口中唾也。吸吸如法，咽之则不饥也。

口为华池，口中的唾液也有华池之水、金津玉液、甘露、玉泉等称谓，从这些称谓中不难看出，古人对唾液的重视程度。唾液俗称口水，却是人体的精华部分之一，是涌动不息的生命源泉，所以，"活着"的"活"字就是指舌头有水。

龚居中，明代晚期太医院医官，平生著述甚丰，最著名的是《红炉点雪》一书，对后世医学界有极大贡献。书中将咽津对人体五脏的具体益处，以及对预防疾病的作用极为推崇：

> 津既咽下，在心化血，在肝明目，在脾养神，在肺助气，在肾生津泽，自然百骸调畅，诸病不生。

唐朝杨贵妃当年有两个雅好，一是凌晨到后花园观花，口吸花露；另一个则是经常口含玉鱼，吞咽产生的唾液，清润喉舌，滋养毛发，保持美丽姿容。

张景岳，上厕所解手时必先咬定牙根

"药王"孙思邈真人在《千金要方》中说修习辟谷术的道人蒯京已经178岁了，却仍很健壮，面色光华，牙齿坚固，这是因为蒯京不仅每天早起咽津，而且还坚持叩齿：

每旦未起，漱津令满，口乃吞之，琢齿二七遍。

乾隆是中国历朝中寿命最长的皇帝，活到了89岁，他的长寿秘诀之一即为"齿宜常叩"。

有一位清朝的高官叫马齐，名片上的名头很长：赐进士第加太保兼太子太傅保和殿大学士兼户部尚书总理事务二等伯加五级。他把从祖上传下来的"百字养生秘诀"写成了一本书，叫《陆地仙经》。马齐在序中说，虽然这些秘诀未必能使人成仙，但减少疾病、延长寿命却是自他到祖上四代人都可以证明的：

仙未必得，但以多寿少病为至验也。先祖至余四世矣，男女寿百岁以上者十五人，九十者四人，八十者六人，七十者九人，自成人后夭折者希，亦未有多疾而奇疾者也。

《陆地仙经》的百字秘诀共计16条，非常具有操作性。其第五条说："叩齿牙无病"，并注解：

> 睡醒时叩齿三十六遍，永无虫牙之患。

叩齿就是让上下牙齿"打架"，现代医学认为这样可增加牙齿的自洁作用，减少口腔异味。

中国古人普遍认为叩齿可以补肾。如果你出生在中国古代，并生活在城市里，很可能每天并不是被公鸡叫醒（城里没有），而是被满城的叩齿之声唤醒。

黎明叩齿的人认为肾主骨，同时开窍于耳，所以，若坚持经常叩齿，牙齿也不易松动、脱落，面颊部还不易塌陷，且咀嚼有力，对提高听力、预防耳鸣都有一定作用。

假如年龄过大，牙齿已有损伤，或劳累过度，或饮酒过度，明代杰出的医学家张景岳在他花了40年写成的《景岳全书》中介绍了他亲自实践的护齿、健齿经验：

> 轻轻咬实，务令渐咬渐齐，或日行一二次，或二三次，而根自固矣。

他特别强调了："又凡欲小解时必先咬定牙根而后解。"这也就是说，在古代的中国厕所里是没有人讲话的，相对是一方静土。

张景岳说他用了这"二方之力",年龄70多岁,没有一颗牙齿掉损。他提出的咬齿,可视为叩齿的一个轻量级的改变方法,是用力刺激的程度不同而已。

如果你遇到一个所谓老中医,是否可以根据他嘴里牙的多少来判断他医术的高低?

张君房，服酒也能辟谷，但只有高手才可以

张拱在方瞳道长的帮助下，家里诊所的生意也好起来。他到病人家看病时，连续好几天什么也不吃，只是喝喝酒，吟几句诗，权当了下酒菜。

酒为五谷酿造，辟谷者谷物不能进食，那一旦酿成酒，是否可以每日饮上几杯呢？

北宋的文坛领袖欧阳修比较排斥仙道，不过他将辟谷与饮酒做对比时，却肯定辛苦的辟谷（餐霞）可让人长寿，而认为像舒爽的饮酒容易造成自我损害。这首诗是中国古代关于辟谷诗歌中少见的把辟谷难以成为世俗阶层普遍选择的真相表达出来，毕竟大众长年累月就在辛苦之中了：

餐霞可延年，饮酒诚自损。

未知辛苦长，孰若适意短。

宋末元初的著名文学家、书法家仇远写过一首诗《步出上车门》，诗中说仙人们辟谷时是饮酒的。这种境界把欧阳修的"对比"融合了，变成两全其美的追求：

思君头易白，惜无百年寿。

谁能学仙人，辟谷但饮酒。

道教古书让今人读起来，有时候跟酒喝多了的感觉很像，晕头转向的。道教也自称其经文乃天空云气凝结而成，称之为"云篆天书"。北宋尚书员外郎、著作佐郎张君房，在崇尚道教的宋真宗支持下，指挥着道士十余人从事修校工作。在将宋以前的全部古道书编成大型道教类书《大宋天宫宝藏》后，又精选了一万余条，撰成了一本影响后世的重要著作，书名就叫《云笈七签》，大概意思是把一些用云写成的天书汇成七大篇可助力成仙的宝典。书中记载了孙思邈真人的一次神话般的奇遇，讲到了饮酒辟谷：

王者乃命宾僚设酒馔，妓乐以宴，思邈辞以辟谷服气，惟饮酒尔。

如果饮酒辟谷只是一次奇遇，并不具备学术价值，那么官方正史《宋史》记载，陈抟老祖隐居华山的行为值得所谓科学去探索一番究竟：

服气辟谷历二十余年，但日饮酒数杯。

其后的很多道教丹道宗师都有辟谷饮酒的事迹，在他们的诗词中也多有记载。

《太上养生胎息气经》所记载的"上清法"在讲授了"精是吾神，气是吾道。畜精养神，饮气芳香；谓婴儿在胞中"之后，极其美妙地出现了关于辟谷时可以饮酒的建议。在道教炼养经书中这可说是罕有的：

日日臧食，朝朝进气，时时饮好酒一杯。

丘处机，"酉长"与"尊长"就是远古时管酒的人

屠苏酒，是在中国古代春节时饮用的酒品，故又名"岁酒"。屠苏是古代的一种茅草屋，因为是在这种房子里酿的酒，所以称为屠苏酒。屠苏酒是名医华佗创制而成的，由大黄、白术、桂枝、防风、花椒、乌头、附子等中药入酒中浸制而成。

这种药具有益气温阳、祛风散寒、辟除疫疠之邪的功效，后由"药王"孙思邈流传开来。孙思邈在每年腊月总是要分送给众邻乡亲一包药材，告诉大家以药泡酒，除夕进饮，可以预防瘟疫。孙思邈还将自己的屋子起名为"屠苏屋"，以后，经过历代相传，饮用屠苏酒便成为过年的风俗。

古时饮屠苏酒，方法很别致。一般饮酒，总是从年长者饮起，但是喝屠苏酒却正好相反，是从最年少者饮起。也就是说合家欢聚时，先从年少的小儿开始，年纪较长的在后，逐人饮用。

这种风俗在宋朝曾经很盛行，苏轼认为只要身体健康长寿，虽然贫穷也无所谓，被罚饮屠苏酒自然不必推辞，反而是一种福报。他在《除夜野宿常州城外》诗中说：

但把穷愁博长健，不辞最后饮屠苏。

苏轼的亲弟弟、宋朝文学家苏辙的诗《除日》中也写道：

年年最后饮屠苏，不觉年来七十余。

有人不明白这种习惯的意义，解释一下就是：

少者得岁，故贺之；老者失岁，故罚之。

这种别开生面的饮酒次序，在古代每每令人产生种种感慨。直至清代，这一习俗仍然不衰。如今虽已不再大规模盛行此俗，但在节日或平时饮用药酒的习俗仍然存在，并发展成为中药的八大剂型之一。

在道教全真派丘处机的诗词中，有几十首写到了他喝得很嗨的情景。所以他走了二万多里路见到成吉思汗时，两人相谈甚欢。他成功劝阻了蒙古人在全球滥杀，很难让人不联想到这可能是他与大汗赌酒赢了有关，否则，成吉思汗怎么只听一番道理就当面叫丘处机神仙呢？同时我们也由此可知全真教虽主张"三教合流"并向佛教学习了很多出家的戒律，但也不完全禁酒。

孔子有一句名言："唯酒无量不及乱。"只有酒不加以限量，以不达到醉乱为度。意思是说：我到底能喝多少酒，我也不知道，但我喝酒从没失过态，从没乱过性。孔子善饮，有"百觚"的名声，他的弟子和后世文献也多有记载，葛洪真人在《酒诫》中说"嗜酒无量，仲尼之能也"。明末清初的名士黄九烟曾经有一首《楚州酒人歌》，更是将孔子列为"酒王"：

以尧舜为酒帝，羲农为酒皇，淳于为酒伯，仲尼为酒王，陶潜李白坐两厢，糟粕余子蹲门旁。

孔子喝酒，讲的也是中庸之道，不愧被后世称为万世师表。

据所谓科学的说法，少量饮酒，有利于脂肪分解。酒能提高高密度脂蛋白（HDL）的浓度，HDL能修复软化血管，被认为是"长寿因子"。HDL把外周血液中的脂肪运回肝脏代谢产生能量，主要是把脂肪裂解成酮体，酮体可以像葡萄糖一样被使用。

或许辟谷时少量饮酒是有益的，不过可能更适合经常辟谷的老手。

葛玄，胎息是服气辟谷的高阶功夫

葛玄又称葛仙翁，是道教灵宝派祖师，他出身宦族名门，祖上都是高官，却与他父亲一样喜好黄老之道。有一天，他忽然叹息道：

> 天下有常不死之道，何不学焉！

因此遁迹名山，参访异人，去天台赤城山修炼，拜左慈为师，学习长生之道。

葛玄云游于括苍、南岳、罗浮诸山，后来汉室倾覆，三国战乱，他于是删集《灵宝经诰》，创建道教灵宝派。灵宝派提倡修道者不仅仅只求个人成仙，而应要帮助别人行善得道，提倡无量度人，普度众生。《太上洞玄灵宝本行宿缘经》中说：

> 宗三洞玄经，谓之大乘之士。先度人，后度身，坐起卧息，常慈心一切。

葛玄经常服食苍术辟谷，能经年不饿；而且擅长治病，善使符书。据说，又能坐薪柴烈火之上而衣冠不灼燃；或酒醉潜入深水中卧睡，酒醒乃出，身不濡湿。葛洪真人说，他的大伯葛玄由于修成了胎息，一到喝酒喝得非常多之后，就跳进家门口的水池，在水下打坐修炼，一待就是一天多。

葛洪真人比较早地阐述了胎息的基本定义，他在《抱朴子》中说，不用口和鼻子呼吸，如同胎儿在母亲的子宫之中：

得胎息者，能不以口鼻嘘吸，如在胞胎之中。

北宋张君房在"云雾缭绕"的《云笈七签》中说：

人能依婴儿在母腹中，自服内气，握固守一，是名胎息。

《太上养生胎息气经》说：

凡服气法，存心如婴儿在母胎，十月成就，筋骨和柔。以冥心息念，和气自至，呼吸如法，咽之不饥。

口鼻只是呼吸之门户，若不用其呼吸，就像胎儿在母亲的子宫里一样，这种功夫常人看来真是匪夷所思。宋代《诸真圣胎神用诀》集有29家胎息法，禅宗有《达摩禅师胎息诀》。达摩面壁九年，其胎息功夫自可想象。

胎息，是最高级的服气功夫，是入定或禅定时的内呼吸。其实，胎息的完整含义应该是回归赤子之心与恢复婴儿之息的结合，既是思想意念由杂而专的纯化过程，又是后天呼吸法式向先天呼吸法式的复归。正所谓，心不动念，无来无去，不出不入，自然常住的状态。

葛洪真人总结，若胎息练成了就不再饥渴，辟谷不在话下，不仅可以像他大伯一样在水底打坐，还可以在水上行走，就像传说中的武林高手一样：

行气或可以治百病，或可以入瘟疫，或可以禁蛇虎，或可以止疮血，或可以居水中，或可以行水上，或可以辟饥渴，或可以延年命，其大要者，胎息而已。

因此，辟谷与胎息有密切关系，或者说辟谷是胎息的功力表现。吕祖在他的一篇重要的丹功口诀《窑头坯歌》中写道：

不食方为真绝粮，真气熏蒸肢体强。

既不食，超百亿，口鼻都无凡喘息。

真人以踵凡以喉，从此真凡两边立。

到此遂成无漏身，胎息丹田涌真火。

老氏自此号婴儿，火候九年都经过。

留形住世不知春，忽尔天门顶中破。

真人出现大神通，从此天仙可相贺。

陈抟，以"睡功"闻名天下，一睡就是一百多天

臣爱睡，臣爱睡，不卧毡，不盖被，片石枕头，蓑衣覆地，南北任眠，东西随睡。

轰雷掣电泰山摧，万丈海水空里坠，骊龙叫喊鬼神惊，臣当其时正鼾睡。

闲想张良，闷思范蠡，说甚曹操，休言刘备。两三个君子，只争些闲气！

怎似臣，向青山顶上，白云堆里，展开眉头，解放肚皮，打一觉睡！

更管甚，玉兔东升，红轮西坠。

这是"善睡"的道教陈抟老祖写的《对御歌》。据官方正史《宋史·陈抟传》记载，陈抟竟然一觉能睡一百多天。周世宗柴荣曾把陈抟请至宫中，检验他的睡功，他果然熟睡一月有余；宋太宗赵光义召见他，他要求先安置一间静室休息，竟也熟睡了一个多月醒来，乃入宫觐见。

在常人看来，陈抟如此嗜睡、贪睡，似乎是个懒道士！其实不然。陈抟的著名道友吕洞宾一语道破天机，他说：

>抟非欲长睡不醒也，意在隐于睡，并资修炼内养，非真睡也。

陈抟的"嗜睡"是一种高深的内丹修炼功夫，与常人每天的睡觉毫不相干。它形似睡眠（采取了睡姿），实为道家内丹的一种功法或高深境界，即胎息。陈抟说：

>凡人之睡，先睡目，后睡心；吾之睡，先睡心，后睡目。

当然"睡心"不是"睡"，而是一种胎息入定的境界，他在这个可以持续几十天甚至上百天的境界里是完全的辟谷状态。

陈抟在道教上地位非常高，宋代著名道教学者多是陈抟的门徒。在道教中影响最大的是刘海蟾一支，花开两朵，南北二宗均与其有关。一朵表列为：刘海蟾—张伯端—石泰—薛道光—陈楠—白玉蟾—彭耜、王金蟾—李道纯，另一朵表列为：王重阳—马钰、孙不二、谭处端、刘处玄、邱处机、郝大通、王处一，这些都是道教史上有名的道士或学者。总之，陈抟对宋以后道教学术思想史的发展有极大的影响，所以道教尊之为"陈抟老祖"。

内丹，是胎息后的高阶功夫，这个自古练成的可不多啊！

道教净明宗始祖许逊真人在他的专著《灵剑子》书中，主张修炼胎息和丹功：

胎息者，想婴儿而成焉，而号冲和，冲和则元和矣。出入呼吸之间，三元之内，毛发之中，无不通透。

通过一定的炼养，炼出胎息之后，也就有了入定或禅定功夫。伍冲虚是明代著名内丹修炼家，在他所著的《天仙正理直论》中说禅定之后，不会有饥饿感了：

由定而太和元炁充于中，则不见有饥，何用食？

内丹的修炼也称丹功，或者丹道。从中华道教宗祖轩辕黄帝求道于广成子记载算起，丹道已经经历了约五千年的发展历程。后人所悟的《周易参同契》《悟真篇》是两大丹经王，专门指导丹功修炼。丹功是以天人合一思想为指导，以人体为鼎炉，精气神为药物，注重于周天火候，以在体内结丹的炼养。

丹功就是积聚能量疏通自身经络，正气越来越多，体内病、邪、秽气等不干净气态自然逐渐减少直至消失，从而内气充盈，神清气爽，舒服愉悦。据说内丹修成所形成的人体能量场会无限制扩大，与周边不断重叠，直至合一，此时念的咒语会跟宇宙同频共振。

"七窍相通"是用来形容内丹修成后，感官可以互用，甚至不用感官而能知能见外界事物，就是吕祖在丹功口诀《窑头坯歌》结尾中所描绘的、世人所向往的"神通"，这在先秦典籍中也有类似记载，《列子》就讲述了列子学道九年后耳目口鼻无不同用的神奇境界。

《素问·上古天真论》认为"真人"能"把握阴阳，呼吸精气，独立守神，肌肉若一"。"至人"能"去世离俗，积精全神，游行天地之间，视听八达之外"。

在丹道南宗五祖白玉蟾写给道教正一派第七代天师的诗中，就描写了天师辟谷炼丹后获得了神通：

当年辟谷炼仙丹，召雨呼雷譬似闲。

由此是否可以理解，为何古时学道修仙的人前仆后继地修炼丹功？南宋著名诗人王迈在他的一首《贺新郎》诗中，从"向天再借五百年"的角度，别有一番与道系不同的儒系梦想。当然修炼丹功不仅可以长出方瞳，更可以成为辅助江山社稷的栋梁之材：

如今世道难扶植，直远他、温公德量，魏公风力，此事又关宗社福，仍系苍生休戚，且称寿、公生人日。炼得内丹成熟后，看河车、常运方瞳碧。五百岁，作良弼。

李泌,堪比范蠡与张良,还是轻功高手

天覆吾,地载吾,天地生吾有意无。
不然绝粒升天衢,不然鸣珂游帝都。
焉能不贵复不去,空作昂藏一丈夫。
一丈夫兮一丈夫,千生气志是良图。
请君看取百年事,业就扁舟泛五湖。

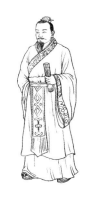

这是李泌17岁时写下的一首诗《长歌行》,完全响应了轩辕黄帝"且战且学仙"的人生观,大丈夫既要谋功于天下,更要辟谷(绝粒),修道成仙。

从李泌一生来看,《长歌行》并非是一首诗,而是一个神奇的预言。他是唐朝中期著名政治家、谋臣、道士,曾位极人臣,几度拜相,对内勤修军政、调和将相,对外联结回纥、大食(阿拉伯帝国)等国遏制吐蕃,达成"贞元之盟",是肃宗、代宗、德宗三朝天下举足轻重的人物。但这个三朝元老却视功名富贵如敝屣,功成之后就辞身隐退。

"行"则建功立业,"藏"则修心养性,他的表现像他的前辈们一样高超智慧。近代历史学家蔡东藩曾写诗评说李泌(李邺侯):

范蠡沼吴甘隐去,张良兴汉托仙游。

功成身退斯为智,唐室更逢李邺侯。

后世有史评说:"泌有谋略,而好谈神仙怪诞,故为世所轻。"其实,查遍正史,李泌从来没有以神仙怪诞来立身处世。若说到他的淡泊明志,宁静致远,善用黄老之道拨乱反正的作为,确实是望之如神仙中人。

李泌经常寻访嵩山、华山、衡山、终南等名山之间,希望求得长生之道。唐玄宗曾召他来宣讲《老子》,任命他待诏翰林,供奉东宫,因而他与皇太子兄弟等非常要好。在这个时候,他修炼的功夫已经很深,很少吃烟火食物了。

李泌在衡山学道期间,还差一点被土匪害死("山居累年,夜为寇所害,投之深谷中。及明,乃攀缘他径而出,为槁叶所藉,略无所损"),山谷中的枯叶厚实,李泌没有被摔死。也许由此激发,李泌后来练成绝世的轻功。有文献记载,他可以在屏风上行走。

多年学道,再加上天资聪颖,李泌在道术上很有成就。他长期辟谷食气,身轻如燕,而且能够让手指出气。这股气可以吹灭烛火,俨然是一个武林高手嘛。

伍冲虚，道系与佛系的结合，有助于丹功修炼

伍冲虚是一名道士，在约207岁时，收了一个了不起的和尚弟子柳华阳，师徒两人的丹道著作被称为《伍柳仙宗》，既引道教《黄庭经》《胎息经》《坐忘论》，又引佛教《楞严经》《般若经》《华严经》。他们被后世追称为伍柳派，门庭颇盛，是流传至今的重要丹法之一。伍柳派在修持丹法上主张：仙道为宗，佛法为用。

《伍柳仙宗》是当代人最容易理解并掌握的道教内丹的著作之一，不仅是因为丹法说得清楚，用的隐语少，而且还因为其离当代最近，文字含义更容易读懂。在关于内丹修炼中辟谷与入定的先后关系上，就说得很明白：

唯绝食之证速，则得定出定亦速……绝食迟者，则得定出定亦迟。

这完全呼应了紫阳真人张伯端所讲入定是修炼丹功不可或缺的前提之说：

> 惟定可以炼丹，不定而阳不生，阳生之后不定而丹不结。

曾经有一位名医给人医病不收钱，只让人在山坡上种几棵杏树，创造了"杏林"就代表了诊所的佳话。紫阳真人的弟子南宗二祖石泰也是一位名医，给人医病也不收钱，同样让其种杏树，故又名石杏林，他说过：

> 定里见丹成。

集古代丹经理论之要语而成书的《大成捷要》，据说也是柳华阳的修道练功笔记：

> 要知采大药之际，神不皈入大定，则丹不结。息不蛰藏于元海气穴，则珠不现。

胎息功夫修成极难，入定功夫修成极难，结丹功夫修成极难。修成此三者，便修成了金丹大道，就可像禅门达摩、儒门孔安国、道门张三丰、密宗密勒日巴一样，要辟则辟，要食则食，随缘自在。

宋代释长吉（又称梵才大师）在他的《游栖霞宫》诗中，表达了丹功修成后，就会出现"方瞳绿发"，并且也不耽误饮酒，拥有了如果天上有乌云，只需要长啸一声就会立即晴朗的功力：

> 龙虎丹砂炼已成，方瞳绿发佃骨轻。
>
> 石床半醉海月冷，芝轩长啸天风清。

弘一，用亲身体验告诉我们："辟谷换心"

弘一法师，俗名李叔同。为了解决神经衰弱症，他在西湖附近的虎跑寺进行了为期18天（加上入山和反校的两天，总共是20天）的辟谷（断食），并将每一天都做了详细记录，这是一份近代史上非常珍贵的医学资料。

李叔同这次的辟谷（断食）是渐次进行的，第一周食量逐渐减少，第二周完全不食人间烟火，第三周食量逐渐增加，恢复正常。这种长时间的"准备、辟谷、复谷"的辟谷是一种非常有价值的范式，非常适合身体状况不佳或初次辟谷人士参照。

第一天的辟谷日志开头是：*丙辰十一月二十九日（民国五年）：辟谷换心，是一种科学的，也是哲学的试验。*

为了表达自己"辟谷换心"的意愿，李叔同在此期间还给自己起了一个临时的名字：李婴，并注老子云："能婴儿乎？"

第四天,"六时入睡";第五天,"晚六时入睡,无梦";第六天,"晚六时入睡";第七天,"六时入眠,安静,无梦,轻快"。

七天之后,李叔同完全断绝了人间烟火,整日只饮甘泉,但精神稳定,腹中舒泰,神经衰弱早已不见,脑中的灵感不断涌现:"习字,静坐。思丝,虑缕,脉脉可见。文思渐起,不能自已。"

随着持续地辟谷,生理上也开始习惯,他感到身心从未有过的轻松:"无梦,无挂,无虑,心清,意净,体轻。"

这时,他发现,饮食不过是人体生理上的一种习惯而已,如果能够克服自己生理的习惯,那么就不会陷于对外境和物欲的执着,而蒙蔽了自己的灵性。所以在辟谷静坐时,李叔同感到:"精神界一片灵明,思潮澎湃不已。法喜无垠。"

辟谷可以换心，可能还把李叔同度进了佛门

李叔同是中国20世纪文化发展史中学术界公认的奇才，作为中国新文化运动的先驱者，他最早将西方油画、钢琴、话剧等引入国内，且以擅书法、工诗词、通丹青、达音律、精金石、善演艺而驰名于世。

林语堂："李叔同是我们时代里最有才华的几位天才之一，也是最奇特的一个人，最遗世而独立的一个人。""他曾经属于我们的时代，却终于抛弃了这个时代，跳到红尘之外去了。"

张爱玲："不要认为我是个高傲的人，我从来不是的，至少，在弘一法师寺院围墙的外面，我是如此的谦卑。"

李叔同的这次辟谷体验，一共进行了18天，其中有7天的时间是完全"断食"的。他体验到从未体验过的心灵感应，其间他"耳根灵明，大地间无不是众生嗷嗷不息之声"。回校之后，他继续教书育人，但在内心深处，他却一步一步地接近净土，最

终于1918年7月剃度出家,法号弘一。

  律宗,是汉传佛教十三宗之一,以着重研习及传持戒律为主。律宗戒律,多达二百五十戒,是佛门中最难修持的一宗。数百年来,传统断绝,直到弘一法师方才复兴,所以佛门中称他为重兴南山律宗第十一代祖师。

第七章

辟谷是性命双修，心身灵化

苏元朗,性命双修,不是男女之间的房中术

性命双修是道教的重要思想与教义。老庄道学也叫"性命学",《庄子》中说:

> 君子不得已而临莅天下,莫若无为,无为也,而后安其性命之情。

苏元朗是隋唐著名道士,曾学道于茅山,据说他已成陆地仙,300多岁后在罗浮山专事修炼内丹,撰写《龙虎通玄玉览》《龙虎金液还丹通元论》,并在徒众中广为传播,自此内丹功法为世人所知。他认为"性命双修"为内丹修炼的核心,认为:

> 天地久大,圣人象之。精华在于日月,进退在运乎水火,是故性命双修,内外一道。

这是目前能找到的"性命双修"最早的出处。"性命双修,内外一道"在丹道中简称为"性命之道",用今天的话讲,性指人内在的道,心性、思想、秉性、性格、精神等,命指人外在的道,形体、生命、能量、命运、物质等。

为什么要"性命双修"呢?按《易经》的说法,一阴一阳的日月,运行于宇宙中;人之生死,系于性命。性命就是人的阴阳,阴阳合体谓之丹。

中国道教协会创会副会长兼秘书长陈撄宁倡导中华仙学在"儒释道"范围之内独立之性质，一生致力于传承与弘扬，有"仙学巨子"之誉。他说：

惟认定仙学可以补救人生之缺憾，其能力高出世间一切科学之上。凡普通科学所不能解决之问题，仙学皆足以解决之。

陈撄宁极为形象地比喻了性命双修的关系：灯油是命，灯光是性；有灯无油，灯必不能发光；徒有灯油而不能发光，则不能显现油灯照明之用；修道之意在教人积足油量，并教以点灯之法，则人生必充满光辉。他说：

性即是吾人之灵觉，命即是吾人之生机。

心性生命即精神生命方面的病态主要是缺乏信仰和理想，趋向功利实用和短期行为，生活日益浅薄化和狭隘化。形体生命即生理生命方面的病态主要是环境恶化、不良嗜好造成生理损害、生命力脆弱和恶性疾病。

性命双修经常被指为"神形兼修"，也颇接近于"道德并进"。清朝的皇帝乾隆写的一首诗中有所表达：

经纶归性命，道德焕文章。

剖析危微旨，从容礼法场。

有人经常出于某种认知而有所偏颇，只强调修性，或只强调修命，对此，吕祖有一首著名的《敲爻歌》值得一读：

若还缺一不芳菲，执着波查应失路。

只修性，不修命，此是修行第一病。

只修祖性不修丹，万劫阴灵难入圣。

达命宗，迷祖性，恰似鉴容无宝镜。

寿同天地一愚夫，权物家财无主柄。

性命双修玄又玄，海底洪波驾法船。

吕祖还认为，性命之外无道，性命之外无教。

李道纯，性命双修，可分为性功与命功两种修炼

性功是道教与儒、佛最为相通的地方，尤其是佛教所最为注重的。在中国古代诗词中，和尚写到"性命"两字的诗词，数量上远远超出道士；而命功则是道教独有的传统，不讲命功，不是道教，这正是仙道文化最具特色的地方。陈撄宁认为，仙道贵生、乐生、重生、追求长生，所以它是生本主义。

宋末元初时著名道士李道纯，作为白玉蟾一脉的南宗传人兼修北宗丹法，被称为中派丹法之祖。他以南北二宗的性命双修之法为根基，通过对"易学"和"老学"进行创造性的阐述，兼收并蓄宋代"理学"、禅宗的"心性之学"，从而成就以"中和"为本的内丹心性学说。

这可能是我们所能看到的对性功和命功最为清晰的区分：

先持戒、定、慧而虚其心，后炼精、气、神而保其身。

内丹心性学说认为"达性修丹"都是修行的第一要义，性命是体一而用二，不可分离的。李道纯在《沁园春·赠静庵口诀》中写道：

> 性命两全，形神俱妙，与道合真无变更。逍遥处，任遨游八极，自在纵横。

道教南宗的特点是实腹炼命，道教北宗的特点是虚心炼性，南北两宗皆未离老子"虚其心，实其腹"的宗旨。以生理变化心理，以心理变化生理。性功与命功可以在不同时候有不同侧重，但要互相带动，共同长进。

孙悟空，向菩提老祖学的就是性命双修的长生妙道

性之造化系乎心，命之造化系乎身。

此句出自道教的传世之作《性命圭旨》（全名《性命双修万神圭旨》，作者不详，也有传是尹真人）。《性命圭旨》破除三教门户之见，综罗三教历代精义，一出世就广泛流传，明清时期极盛，被三教人士共视为修持圣典。后世也有学者认为《性命圭旨》是《西游记》的文化原型，或者，《西游记》演绎了《性命圭旨》。

话说孙悟空拜了菩提祖师，在洞中不觉倏六七年后。菩提祖师才问他，要学些什么道？菩提祖师道："'道'字门中有三百六十旁门，旁门皆有正果，不知你学那一门哩？"悟空道："凭尊师意思，弟子倾心听从。"

于是菩提祖师依次讲道：

术字门中，乃是些请仙扶鸾，问卜揲蓍，能知趋吉辟凶之理。

流字门中，乃是儒家、释家、道家、阴阳家、墨家、医家，或看经，或念佛，并朝真降圣之类。

静字门中，此是休粮守谷，清静无为，参禅打坐，戒语持斋，或睡功，或立功，并入定坐关之类。

动字门中，此是有为有作，采阴补阳，攀弓踏弩，摩脐过气，用方炮制，烧茅打鼎，进红铅，炼秋石，并服妇乳之类。

"术""流""静""动"四大门类的神奇功夫都没有打动孙悟空，他统统只给一句话："不学，不学！""望师父大舍慈悲，传与我长生之道罢，永不忘恩！"最终，菩提祖师传了孙悟空"长生之妙道"，口诀是：

显密圆通真妙诀，惜修性命无他说。都来总是精气神，谨固牢藏休漏泄。

休漏泄，体中藏，汝受吾传道自昌。口诀记来多有益，屏除邪欲得清凉。

得清凉，光皎洁，好向丹台赏明月。月藏玉兔日藏乌，自有龟蛇相盘结。

相盘结，性命坚，却能火里种金莲。攒簇五行颠倒用，功完随作佛和仙。

陆西星的东派，李涵虚的西派，都主张性命双修

道教内丹流派除了南宗、北宗和中派之外，还有明代陆西星所创立的东派和清代的李涵虚所创立的西派。陆西星是明代道教理论水平较高的内丹名家，他于全真诸派之外自成一家之学，有《方壶外史》等著作传世。李涵虚是四川乐山人，他尊崇东派的陆西星，自称李西月，著作称《圆峤内篇》。他虽继承陆西星、张三丰及全真派的炼养之道，却不受其教团约束，也有意自成一家，世称西派。

男女直接合炼的双修方法属于阴阳丹法中的一种，而不属于性命双修的范畴。东派与西派共同点都强调性命双修，虽然也有男女配合，却是所谓"隔体神交"或"离形气交"：

男不宽衣，女不解带，敬如神明，爱如父母，皆此凝神聚气而已。

东派与西派所强调的性命双修都是从"摄心修性"和"筑基炼己"入手：

学道初关，先须炼己，炼己者克己也。克己去私，私欲净尽，本体湛然，乃见真性。

陆西星在《七破轮》中明言，如果修炼胎息辟谷或者服食之法，不是为求真道而行之，皆是伪法。这种把动机当作尺度去检验方法的说法值得推敲，当然，他并不是否定辟谷，而是强调，一切法门都应是为求诸至道而行。

《太清中黄真经》原题为"九仙君撰，中黄真人注"，系唐代道教学者托名。著作共计18章，详述了服气胎息与绝欲辟谷的方法以及相关步骤，主张"先除欲以养精，后禁食以存命"，终不离性命双修之旨意。其中第一章：

内养形神除嗜欲，专修静定身如玉。

但服元气除五谷，必获寥天得真箓。

简言之：服气炼精就是修命，静心炼神就是修性。

张伯端,性命双修就是你的"五彩霞衣"

有一名高道和一名高僧,两人都住在天台山,雅志契合,即都喜欢修道。高道名叫张伯端,高僧名叫澄一。一日,张伯端邀请澄一一同神游,澄一应允,说不如同往扬州观赏琼花。于是两人就一起在静室打坐入定,澄一先一步到达扬州,在花前来回走了三圈,张伯端才姗姗来迟。他看琼花开得正繁,就与澄一相约各折一枝回去做个纪念。神游归来后,二人欠身而起,澄一两手空空,唯有张伯端摘得花归,澄一叹服不已,问道,同一神游,何以有得有不得?张伯端回道:

  我金丹大道,性命双修,是故聚则成形,散则成气,所至之地,真神现形,谓之阳神。彼之所修,欲速见功,不复修命,直修性宗,故所至无复形影,谓之阴神。阴神不能动物,非大道也。

这是在《历代真仙体道通鉴》里记载的"神游采花"的故事,区分了"阴神"与"阳神"的不同,定义了"金丹大道",可作为南宗性命双修丹法的诠释。

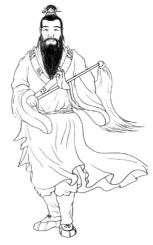

张伯端画像

张伯端开创的以"三教归一"为核心的教义,"性命双修"为功法特征的道教内丹南宗,促进了全真道的形成和完善,也导致符箓派的斋醮活动融入了内丹修炼,促使南宗丹法成为道教修炼的主流。

张伯端的《悟真篇》是一部中国道教史划时代意义的著作,《四库全书》将《悟真篇》与《参同契》并称"丹经王"。其思想成为三教的共同财富,收入佛藏,并进入通俗小说。在《西游记》中直接引用了7首《悟真篇》的诗词,还发明一样神奇得令人难忘的宝贝——五彩霞衣。为保护朱紫国的王后金圣宫娘娘不被妖怪玷污,紫阳真人将五彩霞衣交予娘娘护体,从此娘娘仿佛生得一身毒刺,妖怪近不得身,得以保全清白。

清帝雍正崇禅贬道,唯独对张伯端推崇有加,原因就在于对其"三教归一"思想的赞同。他曾下旨重修天台山紫阳道场崇道观并御笔亲书《崇道观碑文》,敕封张伯端为"大慈圆通禅仙紫阳真人",将其《悟真篇》收入《御选语录》并亲自为之作序,盛赞:

篇中言句,真证了彻,直指妙圆。即禅门古德中,如此自利利他。不可思议者,犹为稀有。如禅师薛道光,皆皈依为弟子,不亦宜乎。

许逊,忠孝与修道也是一种性命双修,天上没有不忠不孝的神仙

人无盗窃,吏无奸欺,我君活人,病无能为。

这首民间流传的歌谣是盛赞旌阳县令许逊功德的。许逊是一位好县令,有一年,大水为患,低洼之田颗粒无收,许逊让大批农民到官田耕种,以工代税,使灾民获得解救。许逊还是一位好医生,当时瘟疫流行,他便用自己的药方进行救治,药到病除,人民感激涕零,敬如父母。邻县民众纷纷前来归附,旌阳人户大增,许逊因此被人们称为"许旌阳"。

许逊是道教强调忠孝等世俗伦理的净明忠孝道(净明派)祖师。净明派所提出的"忠孝"标准绝对是圣人的尺度:

一念不欺为忠,一事不苟为孝。

净明道认为天上没有不忠不孝的神仙,其道术侧重于修仙度人,强调忠孝,在元明时期的士大夫中颇有影响,被誉为仙家之"最正者",后世对土地、城隍、灶君和司命的崇拜都与其有关。

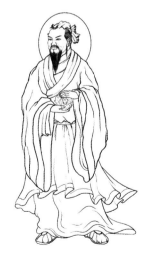

许逊画像

学道以致仙，仙非难也，忠孝为先，不忠不孝而求乎道而冀乎仙，未之有也。

净明派不仅注重"忠孝"，也注重修炼。《太上灵宝净明法序》称许逊：

以孝弟（悌）为之准式，修炼为之方术。

许逊的著作《灵剑子》是道教经典，书中详细介绍了修"大药"（即内丹）必须先服气修炼，而服气修炼就必须要修习辟谷（绝粮），修习辟谷就必须要断绝色欲，渐次而行。《灵剑子》给出这些修炼的具体方法与步骤，其中很多都可吸取转化为常人的生活方式：

夫欲学道长生，服气为先。

初服气之士，未可便思玄珠，但且三年淡食，未可便绝粮，色欲须顿绝，不尔，反夭身命。

五更三十六咽，津气相连，渐渐少食，所食淡食去盐醋冷热之物，日中饱餐，旦暮少食，三年旦暮行之，渐觉淡食有味，不可便顿绝粮，极有所损尔。

亦当自饱无饥渴，忽闻谷气蒸煮之气触修服，食之气久久，亦自知自不欲食。经三日或七日，饥困，更以淡面叶子哺饪放冷食之。如遇饥渴，想中心内气，不以早晚，但依前法服之，当能代食能饱，一如餐物。

许逊认为"酒能炼真养气"，并为得道之人都喜好美酒给出了一个强大的理由：

酒能助气，酒糟作羹，尽能引元气易成，酒后气当易通。美酒不须多，及醉吐则有所损矣。时复一杯，止饥代食，酒能涛（涛）荡阴滓，得道之人无不好于酒也。

许逊活到136岁，被称为"忠孝神仙"，北宋徽宗赐号为神功妙济真君。

郭璞，中国风水学鼻祖，慨然赴死，真实面对自己

郭璞是中国文化史上一位不可忽视的重要人物，是两晋时期著名的文学家，长于赋文，曾注释《尔雅》《周易》《山海经》《穆天子传》《方言》和《楚辞》等古籍，现今的《辞海》或《辞源》上均到处可见郭璞注释。其所著最为著名的为《葬经》，亦称《葬书》，对阴宅（也包含祖坟）风水及其重要性做了论述，是中国风水文化之宗，被奉为术数大师、堪舆之祖。

郭璞是许逊的好友，也是他的弟子。由于晋朝宫廷混乱，许逊辞官归回家乡，归途中看望时任大将军王敦记室参军的郭璞，正赶上王敦造反。王敦对许逊说："本帅梦见自己持着一根木杆捅破了天，我接替晋朝没有任何问题吧？"许逊说："'木'字的上刺破了'天'，这是个'未'字。我看你不能轻举妄动，因为晋朝的气数未尽呢。"王敦又叫郭璞算卦，郭璞算卦后对王敦说："你做皇帝的事成不了。"王敦就让郭璞算一算他的寿数，郭璞说："你要起兵篡位，不久将大祸临头，如果仍留在武昌当你的江南刺史，就会长寿。"王敦大怒，故意问郭璞："你算算你什么时候死呢？"郭璞说："我的死期就是今天了。"王敦当即就把郭璞拉出去杀害了。

郭璞为正一道教徒，崇信神仙长生之道。他一生的诗文著作多达百

卷以上，数十万言，《晋书·郭璞传》称"璞词赋为中兴之冠"。其中以《游仙诗》名重当世，是中国游仙诗的祖师。

在他的《游仙诗》中不仅刻画了道士修炼内功的情形，还讲述了尽情采撷那些吸收了天地灵气的草本服药以求长生的事情，比如："放情凌霄外，嚼蕊挹飞泉。""登岳采五芝，涉涧将六草。""临源挹清波，陵岗掇丹荑。""采药游名山，将以救年颓。"

除了服药获取能量之外，郭璞还沉醉于服气炼形。如："呼吸玉滋液，妙气盈胸怀。""吐纳致真和，一朝忽灵蜕。"认为吐故纳新，可招致"真和"。致真和，即招致真气，可以疏通五脏六腑，健身壮骨，乃至羽化蜕变，飘然太清圣境。

一生都在神仙境界中的郭璞用慨然赴死，真实面对自己，成为后代风水事业的楷模。

杨泉，嗨！喝凉水都长肉的原因在这里

中国学术思想史上那场不可多见、蔚为壮观的"百家争鸣"，是以齐国稷下学宫为中心的。

稷下学宫是世界上第一所由官方举办、私家主持的高等学府，其官学为黄老之学。稷下学宫在其兴盛时期，曾容纳了当时"诸子百家"中的几乎各个学派，以致稷下先生和学士多达千人以上。由于稷下学宫集中了一大批知名学者，因此便出现了《黄帝四经》《管子》等一大批著名黄老道家著作。

荀子，是稷下学宫的最后一位儒学大师，却是承袭稷下道家的，而宋儒也因其学派过重的黄老色彩而对其评价不高。荀子曾三出三进于稷下，担任"祭酒"主持学宫的工作，历时数十载。

稷下学宫的一批学者，强调了天的物质性，以无法直接感受的精微原始物质"元气"解释世界。"元气"小到看不见、摸不着，但存在于任何地方，聚集起来即可形成万物。

孟子长期居齐，他的思想颇受稷下学者的影响，如孟子关于"养浩然之气"的思想，就是受稷下学者"气论"的影响。

到了三国，哲学家，道教"崇有派"代表人物杨泉（按现在的定义

可把他划分为"自然科学家")更进一步认为,天是元气构成,恒星、银河众星也是元气精华构成。他在代表著作《物理论》中说明了为什么有人喝凉水都长肉,而有人怎么吃都不胖的原理,这个原理与辟谷的原理是一致的:

谷气胜元气,其人肥而不寿;元气胜谷气,其人瘦而寿。养生之术,常使谷气少,则病不生矣。

意思是说,食物的摄入超过了人体生化动力所能承受的限度,就损伤元气,使形体肥胖,也不利健康;所摄入的食物适度,即使形体修瘦,也能健康无病,这与《黄帝内经·素问》的分析是相通的:

脾肾气虚,清浊相混,不化精血,膏脂痰浊内蓄,而致肥胖。

总结一下：道者，气也，保气则得道，得道则长存

我独异于人，而贵食母。

此句出自《道德经》第20章，这本是老子的秘密，但他却讲出来了。母是本原，万事万物的本原是气，"食母"可以理解就是食气。

夫道为万气之主。道者，气也。气为精门，人若守精，如屋有人，其量百世；人若无精，如屋无人，祸及其世。气者，保于精。精者，气也。精气两全，是曰真人（《太上养生胎息气经》）。

道者，气也。气者，身之根也。鱼离水必死，人失道岂存？是以保生者，务修于气，爱气者，务保于精。精气两存，是名保真也（《延陵先生集新旧服气经》）。

元，通"原"，"始也"。"元气"，中国古人关于构成生命与自然的基本物质观念，是最重要的中国传统宇宙观之一。

"元气说"后来自然被演化到社会生活几乎所有层面：政治、文化、军事、经济、国家、组织、家庭等。官方正史《宋史》记载，南宋在被元所亡之际，权工部侍郎、参知政事高斯得写了十三首《孤愤吟》，其中有：

国家元气是人材，稍露光芒尽力摧。

今日举朝皆妇女，邦衡此语亦诚哉。

中国道教主张"天人同构",认为世界是一个大宇宙,人体是一个小宇宙,所以一个人的一生,在其诞生伊始,元气是最为强大的,也是最足的。元气,供应着人体的需要,同时,人体也不断耗散元气,到了生命将终之时,人体内的元气终于耗尽,所以说元气的多少,关系着生命的长短。有的是先天元气不足,有的是后天漏掉过多,所以才有了"补元气"的理论与实践。

北宋高宗时吏部侍郎、集英殿修撰陈天麟写的诗《青山辞》就是描绘"呼吸元气"后可以达到"啸傲万物,后天而终"的神仙状态:

五色之气,布满四东。

秋高露清,陟彼危峰。

呼吸元气,精神内融。

啸傲万物,后天而终。

唐朝有一位不知名的人,也不知道是什么身份,叫邻道场人。从名字看,可能也没有住在山中,只留下一首诗《货丹吟》,讲到了辟谷就是元气充足的自然结果:

寻仙何必三山上,但使神存九窍清。

炼得绵绵元气定,自然不食亦长生。

张澡，辟谷，能让你长出一张娃娃脸

王处一为"北七真"之一，在文登铁槎山（今属荣成市）云光洞结庵，修道9年，常临危崖跷足而立，数日不动，人们都叫他"铁脚仙人"，他创立了全真道嵛山派。他在《行香子·赠滨州小胡》中记录了"元气充食，渴饮霞浆"的辟谷经历，终得金丹大道的心得：

有个真方，谁肯承当。聚烟霞、馥郁清凉。充盈法体，补益神光。定本根源，无生忍，返嘉祥。元气充食，渴饮霞浆。混玄精、与道为常。碧莲自绽，琼萼芬芳。结紫金丹，清真果，满穹苍。

《元气论》是宋代道学传承人张澡所著，是一部集历代道学著作中关于元气论述的著作。其中录有《元气诀》，讲明了通过炼养，元气自至，达到"不思五味饥渴"的辟谷状态，并能让你"童颜长春"长出一张娃娃脸，永远年轻。

天地自倾，我命自然。黄帝求玄珠，使离娄不获，罔象乃获者，玄珠气也，离娄目，罔象心也。元无者，道体虚无自然，乃无为也。无为者，乃心不动也。不动也者，内心不起，外境不入，内外安静，则神定气和，神定气和，则元气自至，元气自至，则五藏通润，五藏通润，则百脉流行，百脉流行，则津液上应，而不思五味饥渴，永绝三田，道成则体满藏实，童颜长春矣。

明朝文学家、藏书家、刻书家胡文焕在他出版的《内修要诀·养生要语》中更简要表明了"精气神"与"食色睡"的关系，以及如何才能成为"方瞳绿发"的陆地仙：

元气实，不思食；元神会，不思睡；元精足，不思欲；三元全，陆地仙。

老子,要活得像一个小孩子,保持元气

道教内丹中派祖师李道纯说:

> 采元精,炼元气,复元神。三元合一,自然鼎内大丹凝。

李道纯讲的是后天的炼养法门,这与老子在《道德经》第10章中所说的意思相同,就是通过炼养复归先天的"婴儿"状态。

> 载营魄抱一,能无离乎?专气致柔,能婴儿乎?涤除玄览,能无疵乎?

载为运载,营为气,魄为神,抱一即神气合一。后世将其总结为气运周身的"大、小周天"丹功修炼。宋朝一位采矿者因塌方被埋在地中出不来,没有任何东西可吃。据说他只靠内心诵念《金刚经》,在矿洞中生活了9年。9年后有人来开矿才救出了他,这个故事是苏轼在手书《金刚经》的序中记载的。这位诵经者辟谷九年,只是诵经,这就是抱一。

专为集聚,达到柔和温顺,像婴儿一样,进入胎息境界。所以丹道的"丹"别名为"圣胎",以母体结胎比喻凝聚精、气、神三者所炼成之丹。吕洞宾祖师在《七言》之六中说:

> 药返便为真道士,丹还本是圣胎仙。

"玄览"如心镜，所有经验都成了限制，都变成了评判的标准，需要清理。婴儿的哭突然就有，婴儿的笑突然就无，两者之间的突然转换没有任何限制，一切都是自然而然的。如果人能够像刚来到这片天地一样，无论经历多少岁月都能如婴儿般，这个人就是"真人"，就是老子所讲明的得道成仙的状态。

这说起来虽是人的基本修养，但只有得道之士才具备的美德：南宗四祖陈泥丸写过：

人如得道似婴儿，不辩闲言与是非。

君若不能心眼具，他时追悔问他谁。

南宗五祖白玉蟾曾注解过《道德经》，对此他非常有心得：

无心之心无有形，无中养就婴儿灵。

学仙学到婴儿处，月在寒潭静处明。

枯木生花却外香，海翁时与白鸥盟。

片晌工夫容易做，大丹只是片时成。

孙思邈，活得像一个小孩子时，才有可能活到 141 岁

他是隋唐时期的一名道士，被佛教视为药师佛的化身，他在养生学、医药学、炼丹术等方面都有杰出的成就，宋徽宗追封他为"妙应真人"。

唐太宗即位后，召他入京，见到他 70 多岁的人竟然容貌气色和身形步态皆如少年一般，十分感叹："所以说，有道之人真是值得人尊敬呀！像羡门、广成子这样的人物原来世上竟是有的，怎么会是虚言呢？"唐太宗想授予他爵位，但被他拒绝了。不过，在他 139 岁的时候，他还是应邀完成了世界上第一部国家药典《唐新本草》，也算是对唐太宗诚意的回报。

他以毕生精力撰成了医学著作《千金要方》和《千金翼方》，有 24 项成果开创了中国医药学史上的先河，特别是论述医德思想、倡导妇科、儿科、针灸穴位等都是前人未有。后人称《千金要方》为方书之祖，甚至被推崇为"人类之至宝"。《千金翼方》是他晚年著作，是对《千金要方》的全面补充。

在《千金翼方》第 13 卷中，他用了整卷的篇幅载录了 54 个关于辟谷的方剂，涉及的药饵有 25 种，其中常见的有松脂、松叶、茯苓、云母、天门冬、白术、地黄、黄精、人生、枸杞、泽泻、白蜜、白蜡、羊脂

等，以甘药为主，苦药次之。甘药可以厚肠固胃，滋养五脏，化生精血，同时又可以避免饥饿感，而苦药能坚阴和清泻。辟谷药方的剂型为丸剂、散剂、汤剂、膏剂等，在服法上有酒服、汤服、水服和粥汁服等，他还说明了在使用不同的辟谷方剂时的一些禁忌。

他因自己"幼遭风冷，屡造医门，汤药之资，罄尽家产"，因此在18岁时立志从医。在《千金要方》中，他把"大医精诚"的医德规范放在了极其重要的位置上来专门立题，重点讨论，在中国历史上首次完整阐述了医德思想。他的声音带着无垠的爱穿过千年时空，依然振聋发聩：

人命至重，有贵千金。

他对于前来求医的人，皆一视同仁，不分"贵贱贫富，长幼妍蚩，怨亲善友，华夷愚智"。

他留有一部"存神炼气铭"，是关于辟谷与修道学仙的，是道教辟谷术的重要典籍。他活到了141岁（还有一说是享年165岁），无疾而终，他的长寿之道可能都藏在《存神炼气铭》中了。他说有志之士如多加研究，就能自悟。

他被后人尊为"药王"，他就是孙思邈真人。

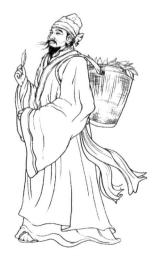

孙思邈画像

《存神炼气铭》绝对值得一读，你可以自己找来读

这个"铭"里，全面概述了形、神、气之依存关系及修炼方法，在此节选了一部分内容：

夫身为神气之窟宅，神气若存，身康力健，神气若散，身乃死焉。若欲存身，先安神气，即气为神母，神为气子，神气若俱，长生不死。若欲安神，须炼元气。气在身内，神安气海，气海充盈，心安神定，定若不散，身心凝静，静至定俱，身存年永。

常住道源，自然成圣。气通神境，神通慧命，命住身存，合于真性，日月齐龄，道成究竟。

依铭炼气，欲学此术，先须绝粒，安心气海，存神丹田，摄心静虑，气海若具，自然饱矣。

专心修者，百日小成，三年大成。初入五时，后通七候，神灵变化，出没自在，峭壁千里，去住无碍。气若不散，即气海充盈，神静丹田，身心永固，自然回颜驻色，变体成仙，隐显自由，通灵百变，名曰度世，号曰真人，天地齐年，日月同寿。此法不服气，不咽津，不辛苦，要吃但吃，须休即休，自在自由，无阻无碍，五时七候，入胎定观。

孙思邈真人讲明了学道修仙要辟谷（绝粒）：

> 依铭炼气，欲学此术，先须绝粒。

而且，他还传授了服气辟谷不会饥饿的要诀，这个要诀对后世影响很大：

> 安心气海，存神丹田，无思无虑，气海若聚，自然饱矣。

真人在《存神炼气铭》的最后强调说，一切还要看天分和运气。

在庄子和列子两位真人心目中,中国最美神仙是她

"夸父逐日、女娲补天、精卫填海、大禹治水"等代表中国精神的远古神话和寓言故事,都来源于《山海经》。假如没有这些很美的故事,我们的表达就会缺乏很多力量。在这部珍贵且充满玄幻的百科全书中,有一个神仙住的地方称作列姑射。

庄子真人和列子真人,分别在各自著作中详细描写了列姑射(也称姑射)神仙的状态,这是中国古代最美的文字之一。

藐姑射之山,有神人居焉,肌肤若冰雪,绰约如处子,不食五谷,吸风饮露;乘云气,御飞龙,而游乎四海之外,其神凝。

庄子说,有这么一座山,山上有个神仙,她永远像少女一样,皮肤像冰雪一样白,身材绰约像"芭比娃娃",几千万年都永远那么美丽年轻。

列姑射山在海河洲中,山上有神人焉。吸风饮露,不食五谷;心如渊泉,形如处女;不偎不爱,仙圣为之臣;不畏不怒,愿慤为之使;不施不惠,而物自足;不聚不敛,而己无愆。

列子同样确定了她不需要吃饭,吸的是"西北风",喝的是天上的露水,并更进一步说明了修炼成神仙的状态:她的思想像寒潭止水,一

清到底，水波不兴，而且到了或隐或现的境界，有时候你能看见，有时候你看不见。因此，一般的神仙、圣人，看到她就要跪下来。

她们为什么这样美丽？

两宋之际的爱国词人王以宁有一首与爱国无关的诗：

> 招福宫中第几真，餐花辟谷小夫人。

"小夫人"或许就是今天的"小甜心"的古代表达，诗中没有直接表达这位"小夫人"有多么美，但可以判断"小夫人"辟谷时是吃鲜花的，所以我们能感受到她的美扑面而来。

元朝不知名诗人周巽在诗中写的美女在辟谷时，也有鲜花，但是用来舞蹈的。这位美女又瘦又白，绝对符合当代的审美要求：

> 舞花美女微含笑，辟谷仙人太瘦生。
>
> 冰雪光华应三白，肌肤绰约喜双清。

以上二位虽然都因辟谷而美丽，但与列子和庄子的女神级的美女还差着一大截。唐朝国子博士、水部员外郎、诗人张籍给他的一位女朋友写了诗《不食姑》，诗中的美女似乎比较接近女神级了。

> 几年山里住，已作绿毛身。护气常稀语，存思自见神。
>
> 养龟同不食，留药任生尘。要问西王母，仙中第几人？

我们不要被诗中"绿毛身"吓着，首先"绿毛身"并不是说在山里住了几年，像乌龟一样什么也不吃，身上长了绿毛。既然养着乌龟，山里肯定有泉水啊，如果不洗澡就是妖怪，连女人都算不上。"绿毛身"是指长长的乌黑的头发像瀑布一样覆盖了全身；其次，西王母所在的地方叫墉城，是专供女仙生活居住的地方。张籍敢向西王母提问，他的这位朋友排在第几位？相信也绝对是女神级的人物。

"吸风饮露，不食五谷"是修命，"心如渊泉，形如处女"是修性，我们可以这样理解：性命双修的女人才是最美的，才能成为最美的。

第八章

辟谷,既是一个过程,也是一个结果

孙不二，为了一心修道，把自己搞成麻脸

孙马联姻，绝对算得上是宁海最炫耀的豪门姻亲。孙不二是兵圣孙武子的后裔，马丹阳是有"马半州"之称的富豪。

孙不二为马丹阳育有三子，妇随夫唱。但在孙不二49岁这一年，丈夫马丹阳却抛家舍业，随王重阳出家修道去了，这绝对是一个妻子无论如何都不愿接受的事情。然而事情并不是就这么完了，马丹阳还三番五次地写诗词规劝她也出家修道。孙不二尊重王重阳的人品，却不信他的什么金丹大道。无奈之下，王重阳显化神通，才使得孙不二笃信不疑，拜他为师，在金莲堂出家修炼。

道教全真道始祖即内丹北宗祖师王重阳收了七个厉害的徒弟，世称"北七真"，其中唯一的女弟子就是孙不二，这是师父给起的法名，是希望她一心不二，专心修道。

7年后，孙不二前往洛阳，在一个据说很有灵气的山洞里修炼。孙不二毕竟属于大家妇道，形貌体相一直保持姣好。为了远离世魔干扰，她先把自己的脸用热油溅成麻子，再变成一个满脸污秽、蓬头垢面的疯婆子的模样。在今天的人们看来，她简直是疯狂！让人不可思议！

不到一年，孙不二就修得经脉流通、完全进入了自然辟谷的光明境

界。经过七年勤修，孙不二终于修丹成功，证道成真，她为此写了一首诗词：

  握固披衣候，水火频交媾。

  万道霞光海底生，一撞三关透。

  仙乐频频奏，常饮醍醐酒。

  妙药都来，顷刻间，九转丹砂就。

  她继承了王重阳的丹法真传，并根据自己修炼的实践，总结出坤道内丹修炼的方法，成为后世坤道丹法之祖。

辟谷，修炼丹功，伴随始终的法门

孙不二，创建了全真道清净派，而且弟子众多，元世祖赐封"清静渊真顺德真人"，元武宗加封为"清净渊贞玄虚顺化元君"。

她完整传下的7首七言绝句和14首女功内丹诗，专论女子内丹理论与功法，清晰地描述了坤道功夫的炼养次第，为女子习炼内丹所必读之作：收心、养气、行功、斩龙、养丹、胎息、符火、接药、练神、服食、辟谷、面壁、出神、冲举。

女功内丹诗第10首题目是《服食》，这里的服食绝不是吃日常食物，而是服气，这是第10个炼养次第：

大冶成山泽，中含造化情，朝迎日乌气，晚吸月蟾精。

时候丹能探，年华体自轻，元神来往处，万窍发光明。

女功内丹诗第11首题目直接是《辟谷》，这也是第11个炼养次第：

既得餐灵气，清泠肺府奇。忘神无相着，合极有空离。

朝食寻山芋，昏饥采泽芝。若将烟火混，体不履瑶池。

功夫到此，灵气充满，自然不思食，也不需要饮食，因为饮食只会障碍元气在体内的运行，更会妨碍体内金丹的育化。在她的诗中，所谓

"山芋、泽芝",并非指体外之物。这里只是一个比喻而已,是说身中固有之先天元气。

道教史上少有的开宗立派的坤道除了孙不二,还有道教尊奉的紫虚元君魏夫人,她创建了上清派,其下有陶弘景、王远智、潘师正、司马承祯、吴筠、杜光庭等。这些大师真人个个都是饱学之士,留有大量丹道和辟谷的著作,他们也是从南北朝到整个唐朝时期皇室的座上宾。

辟谷术是上清派绝学之一,上清派的丹道都在辟谷中修成。

魏华存：第一位出家修道的女道士，而且是上清派祖师

南岳夫人魏华存在中国道教史上具有重要地位，后世称为紫虚元君或魏夫人，上清派祖师，与西王母、麻姑、何仙姑并称为中国民间信仰和道教尊奉的四大女神。

她的父亲为当朝司徒，官职很高，位列最高领导层，一生曾先后娶过三个妻子，但相继病死，其中自然也包括魏华存的生母，她的父亲、丈夫和唯一的兄弟也都短寿。这些亲人的早早故去，对魏华存人生的影响是不言而喻的。

魏夫人手不释经，日夜诵读，总是静居独处，行服食、导引、吐纳诸术，潜心修道，即便已为人母也修炼不辍。数十年的矢志修炼和潜心揣摩，为其成为一派宗师奠定了坚实的理论与实践基础。

后来她隐居到了南岳衡山集贤峰下，结草为庐，坚持每天都在一块巨石之上采服日月之精华。在此期间，她一方面义诊施药，悬壶济世；一方面把所传承的道教理论结合自己的医疗和修道实践进行总结，提出了"三丹田""八景""二十四真"的人体系统理论和相应的修炼方法，著成了道教的重要典籍《黄庭经》，主要分为《内景经》和《外景经》。

《黄庭经》发挥古道书中人身有五脏神的观念，结合古医书关于脏

腑的理论，把人体看作一个以"三丹田"为枢结的彼此连贯的网络系统。血、精、气皆依此网络而循环运动，通畅运行则旺盛健壮，阻隔堵滞则疾疼病痛。其修炼方法主要是两个："内视存思"与"咏经诵持"。

"内视存思"简称存思，认为人身各部位皆有"神"主掌。在修炼时，须主要存思"三丹田"之神；当身体某一部位有病时，存思该部位或主部位脏腑之神。另外，还有存思日月、五方之气和众多天神、真仙等。苏轼曾写过：

  安心守玄牝，闭眼觅黄庭。

"咏经诵持"简称诵持，要求存思时默念《黄庭经》，进行呼吸吐纳的配合。这与佛门的经诵是类似的。白玉蟾的诗《赞历代天师·第十六代讳应诏字治凤》写道：

  一亩闲云独自耕，草庐寂寂诵黄庭。

  又言辟谷归山后，月夜时闻铁笛声。

由于《黄庭经》主张的存思和诵持便于修行，且功效较为明显，因而从问世起即盛传于东晋的士大夫之间，在隋唐之际曾是道教的主流。

东晋书法大家王羲之亲自书写《黄庭经》,从而成为历代学书者临摹的法帖;苏轼曾书《黄庭内景经》,并仿其文体作文,欧阳修还删正《黄庭外景经》并作序。陆游曾写诗,大发感慨,认为自己老了才悟得《黄庭经》的妙用:

采药不辞千里去,钓鱼曾破万年功。

白头始悟颐生妙,尽在《黄庭》两卷中。

《黄庭经》中关于辟谷方面的内容,主要体现在《黄庭内景经》第30章"百谷章":

百谷之实土地精,五味外美邪魔腥。

臭乱神明胎气零,那从返老得还婴。

三魂忽忽魄糜倾,何不食气太和精?

故能不死大黄宁。

以及《黄庭外景经》中部经:

仙人造士非异有,积精所致和专仁。

人皆食谷与五味,独食太和阴阳气,

故能不死天相既。

据记载,魏夫人修持到年纪80岁时,还肤如凝脂,面若少女。

黄庭坚，张耒，跟师父苏轼一样都会辟谷

若评选中国古代最厉害的诗人师父，苏轼恐怕要排在第一。他有四大门生，分别是黄庭坚、秦观、晁补之、张耒四人，后人称为苏门四学士。苏东坡在《答李昭玘书》中说：

> 如黄庭坚鲁直、晁补之无咎、秦观太虚、张耒文潜之流，皆世未之知，而轼独先知。

苏轼在中国文学艺术史的成就与地位，世所罕有，在散文方面与唐朝欧阳修并称"欧苏"，在诗方面与黄庭坚并称为"苏黄"，在词方面与辛弃疾并称为"苏辛"，在书画方面同样列入"苏、黄、米、蔡四大家"。其中有一人出现了两次，那就是他的弟子黄庭坚。

黄庭坚7岁所作《牧童》诗：

> 骑牛远远过前村，吹笛风斜隔岸闻。
> 多少长安名利客，机关用尽不如君。

他在8岁时所作的一首送别诗中写道：

> 万里云程着祖鞭，送君归去玉帝前。
>
> 若问旧时黄庭坚，谪在人间今八年。

这两首诗浓厚的道教气息与老庄之趣，令人目瞪口呆。

黄庭坚，号山谷道人，是北宋时期著名诗人、书法家。他家学渊源深厚，他祖父、他父亲和他本人三代都是进士。他的祖母刘氏"人称仙源君，私谥桃源太君"。他父亲黄庶颇有诗名，通晓修炼养生之道。

> 肘传丹箓千年术，口传黄庭两卷经。
>
> 鹤观古坛槐影里，悄无人迹户常扃。

这是他时常吟咏的吕祖的诗。因此，他还给自己儿子取了一个象征性很强而且颇为响亮的名字——黄庭坚。

黄庭坚少年时曾写过"外家有金玉，我躬之道术"。黄庭坚人到中年以后，几次上奏朝廷，想"乞一宫观居住"，当时的道教管理体制，有朝廷退隐之官可到道教宫观挂职之例，但终未如愿。

既然他师父苏轼写过好几首有关辟谷的诗，苏门四学士也自然概莫能外，黄庭坚也在《次韵感春》诗中写到了辟谷：

> 闻道无米春，煮术学辟谷。

虽然黄庭坚在"苏门四学士"中才华第一，但发扬苏轼门风的当是张耒。在苏东坡、黄庭坚、晁补之、秦观等相继辞世后，张耒仍作为文坛中流砥柱，像他师父一样收了很多弟子门徒，传道授业，光大门风。他在《昼卧怀陈三时陈三卧疾》诗中写到辟谷，这首诗名字很难理解，但内容却相对通俗。

　　睡如饮蜜入蜂房，懒似游丝百尺长。

　　陋巷谁过居士疾，春风正作国人狂。

　　吟诗得瘦由无性，辟谷轻身合有方。

　　欲饷子桑归问妇，一瓢过午尚悬墙。

陆修静，辟谷修炼也是一种斋戒

陆修静是上清派第七代宗师，主要有两方面的杰出贡献。一方面他是道教的集大成者，致力于道教经典的搜集、整理，加以分类，总括为"三洞"典籍，即"洞真、洞玄、洞神"三部。他编纂了第一部道教经书总目《三洞经书目录》，成为后来《道藏》编纂的基础，也是最早的道藏书目著作。另一方面他是新道教的奠基人，倾力于整顿道教之法制仪轨，创立了"内持斋戒、外持威仪"的道教南天师道。

陆修静认为"斋直是求道之本"：

　　身为杀盗淫动，故役之以礼拜；口有恶言，绮妄两舌，故课之以诵经；心有贪欲嗔恚之念，故使之以思神。用此三法，洗心净行，心行精至，斋之义也。

他在总结前代斋仪的基础上，制定了"九斋十二法"的斋醮体系，从而使道教斋法不仅有了系统的仪式戒科，而且使斋戒仪范的理论更加完备。

　　道士不受老君百八十戒，其身无德，则非道士，不得当百姓拜，不可以收治鬼神。而斋戒的目的，实际上乃在于约制人心欲虑，静虚以与道合。

但内容却相对通俗。

　　睡如饮蜜入蜂房，懒似游丝百尺长。

　　陋巷谁过居士疾，春风正作国人狂。

　　吟诗得瘦由无性，辟谷轻身合有方。

　　欲饷子桑归问妇，一瓢过午尚悬墙。

陆修静,辟谷修炼也是一种斋戒

陆修静是上清派第七代宗师,主要有两方面的杰出贡献。一方面他是道教的集大成者,致力于道教经典的搜集、整理,加以分类,总括为"三洞"典籍,即"洞真、洞玄、洞神"三部。他编纂了第一部道教经书总目《三洞经书目录》,成为后来《道藏》编纂的基础,也是最早的道藏书目著作。另一方面他是新道教的奠基人,倾力于整顿道教之法制仪轨,创立了"内持斋戒、外持威仪"的道教南天师道。

陆修静认为"斋直是求道之本":

> 身为杀盗淫动,故役之以礼拜;口有恶言,绮妄两舌,故课之以诵经;心有贪欲嗔恚之念,故使之以思神。用此三法,洗心净行,心行精至,斋之义也。

他在总结前代斋仪的基础上,制定了"九斋十二法"的斋醮体系,从而使道教斋法不仅有了系统的仪式戒科,而且使斋戒仪范的理论更加完备。

道士不受老君百八十戒,其身无德,则非道士,不得当百姓拜,不可以收治鬼神。而斋戒的目的,实际上乃在于约制人心欲虑,静虚以与道合。

上面这段文字来自专门为道士制定的《陆先生道门科略》中，如果现在守"老君180戒"才能成为道士的话，天下的道观恐怕统统都得关了门。

陆修静整理的古灵宝经《太上洞玄灵宝智慧本愿大戒上品经》称斋戒修炼同时，还需要辟谷，只是先服食辟谷：

绝酒、声色、嫉妒、杀害、奢贪、骄怠也。次断五辛、肥生、滋味之肴也。次令想念兼冥，心睹清虚也。次服食休粮，奉持大戒，坚质勤志，导引胎息，吐纳和液，修建功德。

再过渡到服气辟谷（"餐于云芽"）：

道行如此，乃可镇以灵药，餐于云芽，尸虫沉落，秽漏消灭，三宫涤荡，五藏安闲矣。

《太极真人敷灵宝斋戒威仪诸经要诀》称，道士在深山老林之中进行长时间辟谷，可以食用一点干枣，但不能吃肉：

道士远绝人迹，静栖名山，修是长斋，独处幽谷……道士服食五谷，断无所饵则已。若服药物，正中服之也。过中听饮清水，饮而绝食，平旦饮粥，日中菜食。斋限竟，解斋，如设大厨状，唯宜洁净尔，果随时珍……建斋极，可食干枣。鹿脯腊是生鲜之物，一不得享也。

  陆修静成为江南道教即南天师道的统领后，当朝皇帝亲请听课，太后王氏执门徒之礼。随后，南天师道经他的高足孙游岳和再传弟子陶弘景而繁衍出著名的茅山道派，大显于唐代。

陶弘景，辟谷可以养性延命，还给皇帝画了两头牛

梁武帝是中国古代最有故事的悲剧皇帝之一，他笃信佛法，多次舍身出家；与达摩祖师刚来中国时话不投机；亲笔撰写《断酒肉文》，最后竟被活活饿死。他早年与道士陶弘景交往甚密，即位后，其初国号未定，陶弘景帮他进行推演测算（"引诸谶记"），皆成"梁"字，告之"梁"是运符，武帝遂立国号为梁。

梁武帝曾多次礼聘陶弘景入朝为官，陶弘景画了一幅"双牛图"，送给梁武帝表达了自己的想法，图上：一牛散放水草之间，一牛着金络头，有人执绳以杖驱之。武帝见图后开怀大笑，于是也不再勉强了，但是，每遇国家有大事，总是前往咨询。他们之间经常月有数信，每得到陶弘景的书信，梁武帝一定会烧香拜读，故时人谓之"山中宰相"。

陶弘景是道教茅山上清宗第九代宗师，他归隐

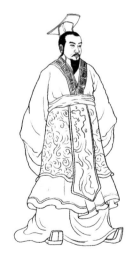

梁武帝画像

茅山后，便着手整理上清经法，撰写了大量重要的道教著作，同时，他理清了神仙谱系。他的《真灵位业图》是第一部完备的神仙谱系，从此让天下的道士都拥有了位列仙籍的梦想与机会。

陶弘景是继魏伯阳、葛洪之后又一位著名炼丹家，他进行了长达20年的炼丹实践，并撰写了许多相关著作，如《太清诸丹集要》《合丹药诸法式节度》《服饵方》等。陶弘景也是一位医药学大家，撰有多部医学著作，尤以《本草经集注》最为著名。他首创以玉石、草木、虫兽、果菜、米实等分类方法，对隋唐以后本草学的发展产生了重大影响，在中国医学史上占有重要地位。

陶弘景的师父是茅山上清宗第八代宗师孙游岳，终年服饵辟谷（却粒）：

> 茹术却粒，服谷仙丸六十七年，颜彩轻润，精爽秀洁。

陶弘景总结了道教养神、炼形等许多炼养经验，并撰写了重要著作《养性延命录》。书中"教戒篇第一"中，记述了古人对于辟谷养生的论述：

> 《神农经》曰：食谷者智慧聪明。食石者肥泽不老，谓炼五石也。食芝者延年不死，食元气者地不能埋，天不能杀。是故食药者，与天地相弊，日月并列。

> 邵仲堪曰：五谷充肌体而不能益寿，百药疗疾延年而不能甘口。

在《养性延命录》的《食戒篇第二》中明确地表达了对辟谷的观

点，他认为，药食，虽能养生延命，仍然免不了遭受疾病和生死之患，而食气却能保精存神，可以得道长生：

> 食良药五谷克悦者，名曰中士，犹虑疾苦。食气保精存神，名曰上士，与天同年。

他在《养性延命录》的《杂戒忌禳灾祈善篇第三》中又写道：

> 贪美食令人泻痢。俗人但知贪于五味，不知有元气可饮。圣人知五味之毒焉，故不贪；知元气可服，故闭口不言，精气息应也。

陶弘景说，美食是不能被人体完全消化和吸收的，但人们却贪恋它的五味，却不知道，天地宇宙的元气才是生命的能量。所以圣人知道五味之毒，不会贪恋，他们选择静心闭口，让自己与天地宇宙相应，自然就能得到元气的补充。

谢自然:"童女派"的开宗者,在万人瞩目中白日飞升

须臾自轻举,飘若风中烟。

茫茫八纮大,影响无由缘。

里胥上其事,郡守惊且叹。

驱车领官吏,氓俗争相先。

入门无所见,冠履同蜕蝉。

皆云神仙事,灼灼信可传。

这是唐代大文豪韩愈《谢自然》诗中的一段描述,记述了谢自然白日飞升的事情。韩愈素以儒家自诩,一贯排斥佛道,当然对于白日飞升这样的事会极尽诋毁,但他在诗中却记录了这次惊世之举。

"白日飞升",也许对于常人来说是不可思议的事情,甚至有人认为是荒诞之说。但对于崇信道教的修行者来说,"白日飞升"意味着得道成仙,这是他们潜心修炼的终极目标。在佛教密宗的修行者中,也记述有修行者虹化的事迹,这与道教的白日飞升非常类似。

关于"飞升"之事的记载也广泛见于古代文献,仅《续仙传》上卷就记载"飞升"仙人16位,蜀中女仙谢自然当然名列其中,道家女仙"童女派"的开宗者便是谢自然。

谢自然是果州西（今四川南充市嘉陵区）人，她的父亲谢寰，官至孝廉，曾任唐德宗秘书省校事从事，系东晋北府兵后裔。母亲胥氏，出身本邑豪门望族。谢自然从娘胎里就吃素，所以从不吃荤腥带血的食物。不仅如此，她7岁时即从母命，跟随女尼修道，诵背《道德经》《黄庭经》。这样教育成长起来的孩子当然不凡，所以14岁起就能辟谷不食也是完全可能的事情。

司马承祯是道教上清宗的一代宗师，精研辟谷、导引、服饵等长生之道。谢自然40岁时听闻司马承祯居天台山玉霄峰，"遂师事三年，别居山野采樵，为承祯执爨，几经周折，终得传承上清要法"。后来她回到蜀中，唐德宗贞元三年三月，拜绝粒道士程太虚为师，在他那里修得了辟谷及胎息的功夫。

断绝饮食后的谢自然，不但连父亲谢寰都视为怪异，甚至引起地方官员的怀疑。当地刺史韩佾为了验证谢自然断绝饮食的真假，把谢自然关在一个房子里断绝与外界的联系，几个月后，才打开房门，却见谢自然肤色依然红润健康，声气朗然舒畅。自此，刺史拜服，还让自己的女儿拜谢自然为师。

贞元十年十一月十二日这一天,谢自然在所修行的金泉观白日飞升,当地民众数千人共同见证了这一神异之事。谢自然在众目之下"白日飞升",震惊朝野。当时的果州刺史李坚、剑南西川节度使韦皋先后将此事上表朝廷,唐德宗下发两道诏书给予褒美,地方官员将诏书刻石立碑,以传诸永远。

宋朝为韩愈整理文集并集注的王侟,写过一首同题诗《谢自然》,对韩愈置疑谢自然"白日飞升"一事表示了不满:

颇怪韩夫子,犹疑谢自然。

至今成福地,自古有神仙。

王重阳,挖了一个"活死人墓",在里面辟谷修道

四旬八上得遭逢,口诀传来便有功。

一粒丹砂色愈好,玉华山上现殷红。

王重阳这首《遇真诗》记录了全真教著名的"甘河遇仙"的故事。这一年,他48岁,在镇上担任税务官。一次在终南甘河镇上饮酒,得遇钟离权和吕洞宾两位仙人的指教,由此入道修行。王重阳在得了两位仙人相授的修炼秘诀后,辞别妻子,弃家舍业来到终南山的一个村边,为自己修建了一个"活死人墓"住了进去。

他佯装疯狂,为自己取名王害风,这是当地话,就是王疯子的意思。

王重阳把自己完全与世隔绝,斩断了一切外缘。他进入"活死人墓"中,就意味着埋葬了过去的自己,他要彻底熄灭自己的凡心,因为只有让凡心死,才能道心生。关于王重阳在墓中修炼的一些

情况，我们可以从他写下的一首《活死人墓赠宁伯功》七绝诗中了解到一些当时的情形：

> 活死人兮活死人，风火地水要知因。
>
> 墓中日服真丹药，换了凡躯一点尘。
>
> 活死人兮活死人，活中得死是良因，
>
> 墓中闲寂真虚静，隔断凡间世上尘。

诗中说得很清楚，他在墓中修炼，每日仅是依靠服食"真丹药"来维持身体的能量需要。这里的"真丹药"应该不是药丸，而是借丹药之名而说体内的先天元气。由此可以断定，这个时候的王重阳已进入了辟谷状态进行修炼。

王重阳断绝了尘缘，当然也断绝了五谷，他在诗中继而写道：

> 活死人兮活死人，须知五谷助身因。
>
> 墓中观透真如理，吃土餐泥粪养尘。

他说，饮食五谷就如同饮食泥土一般，只会阻碍元气在体内的运行，而自己也会被食欲所困，所以他必须断绝来自饮食的束缚。

最终，王重阳彻底脱胎换骨，悟道成真。两年之后，他功成圆满，走出了"活死人墓"。

"打七"起源于佛陀在菩提树下,七日证道

"打七"是佛门中精进修行的一种仪轨。"打七"随着修行方法的差异,而有着不同的名称与内涵。用禅宗的参禅方法就叫作"禅七";用净土宗念佛法门叫作"佛七",专念观世音菩萨圣号的"观音七",专持楞严咒、大悲咒的"楞严七""大悲七"等等,都随修行法门而得名。

"打七"要打倒的是我们的第七意识末那识(释迦牟尼说人人皆有八识心王,眼、耳、鼻、舌、身、意为前六识,第七识为末那识,第八识为如来藏),末那识是轮回的祸首,因为它执着虚妄的身心为自我,安于三界牢宅而不思脱离,所以修行要破除第七识,以达到解脱。

因此"打七"又称为"打七识"。一般七天一个七,可以打多个七,五个七、十个七不等。

"打七"期间有吃饭的,还有不吃饭的,叫"饿七";还有一个更厉害的,要命杀手级的"般舟七",以七天为一个基本单位,经行不断,不坐

不卧，不吃不喝，不停念阿弥陀佛的修行法门。据说，连续行走九十天能证得"般舟三昧"，十方诸佛皆在前立。

全国政协委员、中国佛教协会咨议委员会副主席、九华山佛学院院长仁德大和尚，曾打过"禅七"：静坐七天（但吃饭）；随后他又打"饿七"，即不吃不喝静坐七天。

宋代诗人顾逢写给一位出家和尚的诗《赠四明月岩永昌上人》表达了"久坐必生禅"的法门。

> 杖锡游方外，丛林历几春。
> 息心修道者，铁脊坐禅人。
> 泉落岩千丈，天空月一轮。
> 眼前清境界，不识世间尘。

虚云，打禅七入定，釜中芋头坚冰如石

坐阅五帝四朝，不觉沧桑几度。

受尽九磨十难，了知世事无常。

这是虚云评述自己一生的诗。虚云世寿119岁，坚持苦行长达百余年。虚云于鼓山接传曹洞宗，兼嗣临济宗，中兴云门宗，扶持法眼宗，延续沩仰宗，历坐15个道场，重兴6大祖庭，以一身而系五宗法脉，法嗣信徒达数百万众。他名满天下，海内外谈禅者莫不仰为泰斗，深受佛教徒及社会人士的敬仰。

光绪二十六年（1900年），他年已61岁，到终南山结茅修行。

这一年岁暮，大雪封山，严寒彻骨，他独居茅棚，身心清净。一日他在釜（锅的前身）中煮上芋头，在盘腿打坐中等待，不觉入定。到了新岁（大年初一），住在附近邻棚的复成师等去给他贺岁，见棚外到处都是老虎在雪中留下的爪迹，入棚见他

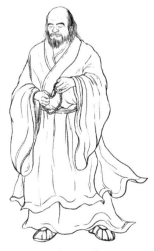

虚云画像

在定中，就用铜磬打击一下，把他从定中唤出（开静）。问他吃饭否？他答："尚未，釜中的芋头大约已熟了。"开釜一看，釜中坚冰如石，原来他入定不觉已半月之久。

虚云是在定境之中，自然辟谷不食的。

他自此改名"虚云"。光绪末年，虚云到南洋为祝圣寺募款，他在暹罗（泰国的古称）龙泉寺讲经时，一日跌坐，定去，忘记讲经，一定九日。这一来轰动暹京（今曼谷），自国王大臣至善男信女都来罗拜。国王请他到宫中讲经，百般供养，官民皈依者数千人。

1953年6月3日中国佛教协会正式成立，虚云被选举为名誉会长。

吕洞宾，自然辟谷，一种内丹的功用

吕洞宾成仙后与别的神仙不同，他没有隐居起来，而是选择了留在人间，以"回道人"的身份到处闲逛。吕洞宾游戏人间，据说在各地的妓馆中都留下了"仙迹"。有关他的"绯闻"传说，最为著名的便是"三戏白牡丹"的故事了，这个故事不但在《东游记》等八仙过海系列小说中流传，在元明清的各种戏剧中也有不同版本的演出，社会影响巨大。而全真教的《吕纯阳祖师全传》也收录了这个故事，显然此中具有某种深意。

钟离权在给吕洞宾传道之前，就曾对他有过10次试探和考验，吕洞宾对仙道的坚定信心足以证明其绝对不是一个酒色之徒。或许，吕洞宾是想学习钟离权，用这种极端手段去试探他所想度化的人。

吕洞宾曾写过一篇关于男女阴阳双修的丹经《黄鹤赋》："是以用阴阳之道，即依世法而修出世之法；效男女之生，必发天机而作泄天之机。"

但他也写过一首很有名的诗《警世》，警示世人色欲对凡夫的影响：

　　二八佳人体似酥，腰间仗剑斩凡夫。

　　虽然不见人头落，暗里教君骨髓枯。

吕洞宾认为服气与辟谷即使是修真炼丹的法门的话，也过于漫长。在他写的长长的丹诗《寄白龙洞刘道人》中写道：

　　却云服气与休粮，别有门庭道路长。

但他也明确表明了服气吞津可以辟谷：

　　津能充渴气充粮，家住三清玉帝乡。

他极为重要的《百字铭》为五言20句诗歌，只有100个字，内容简明深刻，讲述了内丹修炼的整个过程、内景、效验等，表明了辟谷是内丹修成之后的一种功用。

　　养气忘言守，降心为不为，动静知宗祖，无事更寻谁。真常须应物，应物要不迷，不迷性自住，性住气自回。气回丹自结，壶中配坎离，阴阳生反复，普化一声雷。白云朝顶上，甘露洒须弥，自饮长生酒，逍遥谁得知。坐听无弦曲，明通造化机，都来二十句，端的上天梯。

紫阳真人张伯端的观点与此相一致，并常被那些不认可辟谷的反对者所引用，不过引用很像是一种强奸式解读。紫阳真人与吕祖的意思是：在明师指点下，可不经由辟谷而直接进行内丹的炼养，成就金丹大道。

钟离权，长期辟谷不食是内丹成就的检验标准

钟离权是唐末五代的隐士，是中国民间传说"八仙"之一，全真道尊他为"正阳祖师"，列为内丹北宗二祖。元世祖尊其为正阳开悟传道真君，元武宗又尊为正阳开悟传道重教帝君。他留世的主要著作有《灵宝毕法》，此书代表唐宋内丹学的最高水平，奠定了宋元以后内丹学的理论基础。

陈抟老祖曾将丹道修炼的过程描述为三个阶段，即"炼精化气""炼气化神""炼神还虚"，钟离权表达为"三关炼化"。其中涉及内丹与辟谷的关系，他认为长期辟谷不食是内丹成就的基本检验标准之一，将其现象称为"世味永绝"：

五龙捧圣，大药过关……自然息住脉停，真气充满，而不思食。初一月，息脉不住，则谷不绝，即能减食。三月而谷自辟。四月以后，永绝烟火，乃真不食。故曰炁满不思食。

此种不食状态一直延续至中关结束（中关以十

月为期，如从第三月或第四月即不食的话，至中关结束，当持续不食六七个月）；延续至上关（上关以三年为期，又称三年乳哺），即继续不食三年；延续至"最上大成"（又称九年面壁），即继续不食九年，延续至无止境！

《灵宝毕法》关于初关中辟谷现象的描述，恰好与中国第一部道教典籍《太平经》中讲辟谷10个月可以发生某种神奇现象的说法是相一致的：

欲知其意胞中童，不食十月神相通。

钟离权与吕洞宾师徒二人形成"钟吕金丹派"，对宋元道教发展产生了极大的影响。

张果老，但信老人言，绝不当驸马，快快走起

张果，因为活得太老才被称张果老，也是中国民间传说"八仙"之一。他须发垂白，神气清爽，经常在大街上溜达，能数日不食。老人们说，儿童时见到他，他说都已几百岁了。究竟多大岁数，谁也说不清，当时的人都认为其有长生之术。

他曾三次回绝唐太宗、唐高宗和武则天皇帝之召请，第四次召请是唐玄宗欲求长生之道，召张果老入宫，将其留居集贤院。他在集贤院累日辟谷，不食他物，只饮美酒，饮后便睡，常鼾睡数昼夜，这与陈抟老祖如出一辙。

他并不给唐玄宗传授什么，于是唐玄宗便想将同样痴迷修道学仙的妹妹玉真公主嫁给张果，想通过"美人计"获取内丹真义。张果老当然是坚辞不受，恳请还山。唐玄宗挽留不住，就命人画了一幅张果老的图形悬挂于集贤院，授其银青光大夫，号通玄先生。

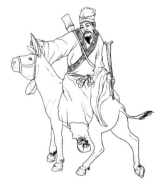

张果老画像

张果老还创有一套"张果先生服气法",被载入《延陵先生集新旧服气经》和《云笈七签》第59卷中。此功法的特点是以逐渐延长所闭之气在体内的时间为手段,最终达到胎息辟谷的状态。全文如下:

> 每日常偃卧,摄心绝想,闭气握固,鼻引口吐,无令耳闻,唯是细微,满即闭,使足心汗出。一至二,数至百已上,闷极,微引少气,还闭,热呵冷吹。能至一二千,即不用粮食,不须药物,时饮一两盏好酒或新水通肠耳。数至五千,则随处出入,有功当自知也,则可入水卧矣。夫服食养生,贵其有常,真气即降,方有通感。岂有纵心嗜欲,而望灵仙羽化,无此事也。且仙人功行未满,尚不可致,而况凡俗乎!但信老人,谨勤行之,则当自知。凡气不通,冷热迟疾耳。审调之,以通和为妙也。

张果老并不是虚幻出来的神仙,而是真有其人,在《大唐新语》《新唐书》《旧唐书》《资治通鉴》中均有记载。他的传世著作颇丰:《玉洞大神丹砂真要诀》《气诀》《休粮服气法》《阴符经太无传》《阴符经辨命论》《神仙得道灵药经》《罔象成名图》《阴符经注》《道体论》和《太上九要心印妙经》等。

张果老内、外丹兼修,但以内丹修炼为主。此外他也倡导性命双修,被认为是宋元内丹学的先驱之一。

何梦桂，修丹可以辟谷，辟谷也可以修丹

正如南宗四祖陈泥丸在丹诗所说：

一旦工夫尽志诚，凝神聚气固真精。

颜容如玉无饥渴，方显金丹片饷成。

内丹修成，即由后天生理运行机制返回先天生理运行机制。即凡人的后天之身：呼吸、消化、循环、内生殖、泌尿、神经等系统所维持生命的生理机制的运行功能，转化为自然无为的先天之身，从此人体规律不再受生理条件所限制。

南宋的监察御史、大理寺卿何梦桂在《赠天台遇仙翁》的诗中，通过自己在天台山所遇到的一位方瞳仙翁，衷心期望人世间的亿万生灵可以普度。普度的法门就是通过服饵辟谷与服药辟谷炼养丹道，获得超脱与神通：

天台华顶飞丹霞，飞梁绝壁仙人家。

刘郎归去不复返，千年药径生虫丕蛙。

老翁家住山谷口，入山往往逢青华。

授之长生不死药，山头采采札与砂。
炼养火鼎成黄芽，日藋蔓菁饭胡麻。
方瞳丹颊生鼎花，犹为人世忧龙蛇。
下游汗漫周八遐，手持药管青牛车。
更资易数余齿牙，占步祸福百不差。
竭来访我一舍蜗，剧谈世事长吁嗟。
我语君，君试听，劝君不用六十四卦推天星。
但原得君肘后之丹经，普度百万亿生灵。
君不见安期生、李少君，一匕神楼生羽翎。
入无间，升苍冥。造物虽有数，不能囿无形。
人人绝粒餐琼英，免堕颠崖受苦辛。

李荃，人不过是万物的贼，偷多少由你自己来定

阴符宝字逾三百，道德灵文止五千。

今古上仙无限数，尽於此处达真诠。

这出自南宗始祖张伯端真人，分别是指《道德经》与《阴符经》。道教内丹学和宋明理学都比较看重这部《阴符经》，将其与《道德经》并重。先有伊尹、姜太公、范蠡、鬼谷子、张良、诸葛亮等道人的注解，后有张果老、李淳风、李荃、李治、李鉴、李锐、杨晟、朱熹等做过注解，中国古代顶级的书法家褚遂良和柳公权都有直接书写《阴符经》的书法杰作存世。

战国时纵横家苏秦在未成名时，把所有人间冷暖挨个尝了一遍。妻子不待见，哥嫂做饭没他的份儿，甚至连爹娘也是，都不看他一眼。这狠狠刺激到了苏秦，他发誓一定要混出个人样来。机缘巧合，苏秦偶得《阴符经》，视为天物，细心揣摩，一刻也不松懈，甚至达到"锥刺股"的地步。凭借

研习《阴符经》所得来的启示，出山游说各路诸侯，获得列国信任，成就了佩戴六国相印，成为六国丞相的传奇。

《阴符经》是由李筌得于嵩山虎口岩的一个石室中，传说是出自黄帝，因此又称《黄帝阴符经》。李筌是道教学者和军事理论家，在唐玄宗时，出任相当于现在省长和省委书记的职务。《阴符经》分为"神仙抱一之道""富国安人之法""强兵战胜之术"。

《阴符经》开篇第一句："观天之道，执天之行，尽矣。"似乎能够意会，但接下来的"观"与"执"落实到具体机理上时，其一个字就直接让人烧脑，这个字就是"盗"字：

天地，万物之盗。万物，人之盗。人，万物之盗。

怎么理解？中国汉字，一字一个符，谁用谁知道。有人用一个字（在道士那里叫符）治你多年顽疾，我们试着解读一下吧：

天地，从万物得到益处；

万物，从人得到益处；

人，从万物得到益处；

万物摆在那里就是让你盗的，你有这个德行盗吗？还是反而被盗呢？德行不足嘛，万物全部来盗你。

《阴符经》认为万事万物的运行状况皆可安排在一掌之中，随时取用，所有事物的变化运行轨迹皆在自身就能找到答案，包括掌握长生久视的自主之权，它说：

宇宙在乎手，万化生乎身。

李荃号达观子，常历名山，博采方术，所以才有机会在嵩山一个人迹罕至的石室中获得了前辈道人寇谦之留下的《阴符经》（我们现在喜欢去人多的地方旅游，恐怕是很难寻到什么宝贝）。他还著有《太白阴经》，被后世列入古代十大兵书之中，与《孙子兵法》《孙膑兵法》、姜子牙《六韬》等享有同等地位。

李荃显然明白"盗与被盗"的道理，因为他是一个辟谷高手，能数日不食，亦能一日数食，气力还会加倍，他是在盗取天地自然之元气！

仙人盗取天地之元气，俗人只会窃取自家宝，因为欲望是家贼。

盗与被盗，你的心也。

第九章

辟谷是世世代代的祈祷

曾经，辟谷是一项承载着信仰的宗教功课

也许宗教家们多是为"体悟真理"而进行辟谷（断食）的，其中最著名的是释迦牟尼、耶稣和穆罕默德。这些圣哲都曾一次断食长达40多天之久，获致体力、智力与灵力的飞速跃进，终于悟道。经典上记载他们关于断食（辟谷）的垂训：

若五体之内有任何病患之时，先应断食物矣。（释迦牟尼）

比丘有病，先断饮食，以瘥为度，名为天医。（释迦牟尼）

为了健康的关系，神会劝你挨饿，饿可以涤清肠胃，可以使人健康却病。（耶稣）

断食是进入宗教的门户。（穆罕默德）

圣哲们是慈悲与智慧的，他们自己亲身辟谷和建议信众辟谷，不仅仅关乎健康，也关乎灵性，何尝不就是性命双修之道？这些圣哲的教导流传下来，直到今天，世界上各教各派的信徒不仅仅为了促进身心的健康和轻松，而且还为了实现身心的清洁与净化，大家年年月月，都有定期和不定期的辟谷。

张道陵，创立道教后，代代都有高道修习辟谷

天师张道陵，西汉开国功臣张良的第十世孙。天师是其称号，意思是合乎天然之道的人，后世成为世袭嗣教"正一道"龙虎宗各代传人的通称。张道陵为太学书生时，博通《五经》，后来叹息道："这些书都无法解决生死的问题啊！"于是弃儒改学长生之道。

张道陵后退隐北邙山中，"修持炼形合气，辟谷、少寝长生之道"，也就是修持不吃饭、少睡觉，还有房中术等功夫。张道陵曾拜巴郡江州令（今四川重庆）。后来，又被任命了更高级的职务"博士"，以及被封为冀县侯，但张道陵都拒绝了。

张道陵在江西龙虎山炼丹修道，时间长达30余年，后回到四川，广收门徒，设立二十四治（即教区），开始创建了有教区组织的道教（初期为五斗米道，再为天师道，后为正一道）。

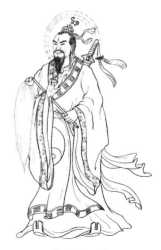

张道陵画像

自东汉始正式创立正式教派至今，道教在自身传承发展的过程中，不断汲取其他教派的精髓，是中华传统文化的主要思想支柱之一。《老子想尔注》是早期道教的主要著作之一，天师道以老子《道德经》为主要经典，《想尔注》便是掌管各地教区的祭酒（负责人的头衔）宣讲《道德经》的注释本，用以教化民众，起点颇高。

《老子想尔注》说一般人不吃饭就会饿死，学道之士，隐居深山穷谷，食物运输不便，粮食常忧匮乏，所以要服气辟谷：

俗人食谷，谷绝便死，仙士有谷食之，无则食气。虽不谷饱，亦以气盈。

张天师创教以来，道教中修习辟谷者，代不乏人。

《魏书·释老志》载，北魏道士寇谦之托言太上老君授以导引辟谷口诀，弟子十余人皆得其术。又谓东莱道士王道翼隐居韩信山，断谷四十余年。《云笈七签》卷五载，南朝宋齐时道士孙游岳"茹术却粒，服谷仙丸六十七年，颜彩轻润，精爽秀洁"。《南史·隐逸传》载，南岳道士邓郁"断谷三十余载，唯以涧水服云母屑，日夜诵大洞经"。齐梁间道士陶弘景"善辟谷导引之法，自隐处四十许年，年逾八十而有壮容"。《北史·隐逸传》称陈道士徐则"绝粒养性，所资唯松术而已，虽隆冬沍寒，不服棉絮"。《旧唐书·隐逸传》载，唐道士潘师正居嵩山20余年，"但服松叶饮水而已"，其徒司马承祯亦传其辟谷导引服饵之术。《宋史·隐逸传》载，宋初道士陈抟居武当山九室岩，"服气辟谷历二十余年，但日饮酒数杯"。《宋史·方技传》载，北宋道士赵自然辟谷"不食,神气清爽,每闻火食气即呕,唯生果,清泉而已"。北宋道士柴通玄"年百余岁,善辟谷长啸,唯饮酒"。

史籍、道书所载,不胜枚举。可知从汉至宋,辟谷术在道教内一直十分流行并传承。

《古兰经》，斋戒是为穆斯林规定的一种生活制度

伊斯兰最高的圣典《古兰经》就是真主安拉在斋月（伊斯兰教历九月）降示给先知穆罕默德。穆斯林认为斋月在一年中是最尊贵、最吉庆、最快乐的月份，如果您想斋月期间前往伊斯兰国家，一定要做好减肥的准备，白天都有吃不到饭、买不到东西的可能。这是因为，餐馆和咖啡馆在白天关闭。在大多数伊斯兰国家，斋戒期间在公共场所进食、饮水或抽烟都被认为是一种不礼貌的行为。

封斋，是伊斯兰教的五大天命功课（念、礼、斋、课、朝）之一。

按照教历，每年封斋一月，称为斋月。每日，在太阳落山后进食，在太阳将东升之前要洗漱完毕。斋月是向真主祈祷的月份，是精神升华的月份，是真主饶恕、慈悯、喜悦的月份。

斋月，又被称为"莱麦丹月"，在阿拉伯文里有"戒除、坚忍、克制、磨炼"之意。因此在斋月，穆斯林有意识地磨炼自己的意志、思想和身体。通过这种方式同时也体会到穷人挨饿的滋味，从而产生恻隐之心，关爱穷人和弱势群体。很多人对封斋的认识只停留在不吃不喝的层面上，其实这只是最低层次的斋戒了。

伊斯兰教的斋月在他们的教历是九月，大致上对应着中国的农历七月。当农历七月时，很多人都有"苦夏"的症状，"苦夏"是一个医疗

术语，是指在进入夏季后由于气温升高，出现胃口下降，不思饮食，进食量较其他季节明显减少，并伴有低热、身体乏力、疲倦、精神不振、工作效率低和体重减轻的现象。

"苦夏"并不是病，可能是人类的某种自我保护机制，让你被动地辟谷。

至少在唐朝"苦夏"时同样是有一个"斋戒月"的。"诗王"白居易就写过一首诗叫《仲夏斋戒月》，在诗中，他很明确度过了一个没有腥膻袭扰的30天，并亲身体验到辟谷所带来的肢体的轻便与心灵的清爽，并断定辟谷可成为治疗疾患和修道成仙的手段：

仲夏斋戒月，三旬断腥膻。

自觉心骨爽，行起身翩翩。

始知绝粒人，四体更轻便。

初能脱病患，久必成神仙。

斋戒，在多民族居住的地区，让穆斯林更长寿？

穆斯林的封斋与《黄帝内经》中"起居有常、饮食有节"理念一致，和道教的辟谷，实在有异曲同工之效。作为一种古老而朴素的养生保健方法，在封斋结束后，通常肢体灵活、双目有神，记忆力增强，理解力增强，意志力和忍耐力也大大提高，许多疾病也减轻或消除。由于清真饮食特点和封斋习俗，穆斯林男女大多身材匀称、清瘦干练，少有肥胖、高血压、糖尿病等现代病。

是不是果真如此呢？我们来看数据，据国际自然医学会的调查，世界四大长寿区有三个都在穆斯林居住的地区，它们是阿塞拜疆、巴基斯坦的埃尔汗和中国的新疆。1990年中国人口素质普查报告，中国各族穆斯林不仅身体素质好，而且长寿者居多。在中国3765名百岁寿星中，新疆高达856位，占总数的23%，因此新疆被称为中国的长寿省。在宁夏回族自治区，回族人口比例仅占全区的四分之一，但全区的22位百岁寿星中，有21位是回族人。

穆斯林的信仰每年都会斋戒，如果斋戒对身体有害，那么他们肯定是体弱多病，不可能健康长寿，更不可能比同一地区没有斋戒的民族还长寿。

贾岛说,一粒蛋可以长成大鹤,这就是辟谷的意义

唐代著名诗人贾岛,曾经骑着驴打着伞,横截在长安城的街道上。当时秋风劲吹,黄叶满地,贾岛突然吟出一句诗来:"落叶满长安",因为急切中想不出下一句诗来,忘记了回避,冲撞了大京兆尹(相当于今日首都的市长)刘栖楚的轿子,被抓起来关了一个晚上。还有一次,贾岛在定水精舍碰到了武宗皇帝,他竟然对皇帝十分轻慢放肆,令皇帝非常惊讶。事后他被降职到一个县里当了负责地方治安的官员,过了不久又改任另一个县里的管仓库的官员。

"推敲"的典故,就是由于他的诗句"僧敲(推)月下门"而来的,所以当时的朋友们都叫他"诗奴"。但是他却写过一首诗,描写了他不仅辟谷(休粮),而且还每天把自己头发梳1000下来养生。这也可以理解为是想让他自己的脑袋,在苦思冥想时更灵光一些:

头发梳千下，休粮带瘦容。

养雏成大鹤，种子作高松。

贾岛像诗中所写的那样一直很瘦，与另一位诗人"诗囚"孟郊共称"郊寒岛瘦"。贾岛被称为"诗奴"，一生不喜与常人往来，只与修道学仙的人交流，《唐才子传》称他"所交悉尘外之士"。但从这首诗来看，他肯定是一位辟谷者，辟谷术可能就是他向那些"尘外之士"学来的吧？

清朝黄遵宪是一位外交家，曾任日本参赞、旧金山总领事、驻英参赞、新加坡总领事，被誉为"近代中国走向世界第一人"。外交家的职业让他必须与人打交道，而且他也非常喜欢写诗，有"诗界革新导师"之称，并在日本文化界具有一定影响。

他认为辟谷的炼养功夫比较有挑战性，不像贾岛在辟谷时，每天还捎带着梳头1000下。黄遵宪只想每天练习"五禽戏"。"无导引，不辟谷"，所以，辟谷和五禽戏都要学习。

石鼓摩挲拜孔林，每谈佛性说仙心。

赤松辟谷知难学，要学先生戏五禽。

施肩吾，服气辟谷 20 年，智商都达到一个远超寻常的神奇程度

施肩吾是杭州地区历史上的第一位状元，也是一名道士，道号栖真子，同时，他还是一位诗人，是白居易的朋友。他给灵苑寺的住持绝粒和尚（从名字可见，这位和尚对辟谷是情有独钟）写过一首诗，诗名就叫《送绝粒僧》：

碧洞青萝不畏深，免将饥渴累禅心。

若期野客来相访，一室无烟何处寻。

青萝掩隐的深处，你在洞中，集中用功，不为饮食所累，保持着心与身体的清净。若有人前来打搅，但因为没有炊烟，将无处把你找寻。

施肩吾考上了状元后，并没有等候被任命任何官职，就隐居到了洪州西山（即今日江西南昌）。他潜心修道炼丹，其间创作了很多诗歌，其中一首名叫《西山静中吟》的诗中写道：

重重道气结成神，玉阙金堂逐日新。

若数西山得道者，连余便是十三人。

　　诗中有13个人得道，并不表示得道的人很多。因为西山传为古十二真仙（即许旌阳真人和他的11位弟子）修道学仙之地，他只是渴望能够像那12位真仙一样得道成仙，自己成为其中的第13个。在收录这首诗的诗集《西山集》的序中，他写道：

　　二十年辛苦烟罗松月之下，或时学龟息，饮而不食。

　　见天地六合之奥凡奇兆异状阅乎，心睹锐思一搜皆我文字网中幽不可逃也。

　　可以看出来，他在西山20年从白天到黑夜刻苦用功，炼的就是服气辟谷。他还说，自己的肠胃没有垃圾存留，外在形象非常透亮，内在神采非常纯净。而且由于20年的服气辟谷，自己的观察力、思考力和表达力都达到一个远超寻常的奇异程度。

　　在文宗太和初，即827年，施肩吾在"二十年辛苦"之后，约45岁的他率领族人去了澎湖。他是中国历史上继三国吴主孙权遣将率军到台湾及隋炀帝三次派人往台湾之后，民间定居开发澎湖的第一人。施肩吾去澎湖前，在给他的同乡、同榜进士徐凝的信中说因自己修道养性多年，身体还像年轻人一样：

　　仆虽忝成名，自知命薄，遂养性林壑，栖心元门，赖仙圣扶持，虽年迫迟暮，幸免龙钟。

白居易，无关东西，辟谷是自己的医生

与好友元稹一夜宴乐之后，第二天当白居易早晨醒来后，发现自己半边身子不能动了。他没有声张，自己在床上静静地躺着，做了一个艰难的决定。他决定让"樱桃樊素口，杨柳小蛮腰"的樊素和小蛮离开，虽然她们曾跟随自己多年。

大诗人白居易曾经青睐美女，这是中国诗坛流传已久的掌故。但他个人好神仙之术，曾经炼丹却少为人知。在江州（即今日江陵）司马任上，以掌管军务的负责人身份，曾经自制飞云履，在庐山脚下建草堂、炼丹。

庐山之所以被称为庐山，据说，得道之人匡续，多次拒绝周威烈王出山辅佐的邀请，在成仙之后去统摄八部瘟神，称和瘟先生。他的弟子们看着先生留下一座空空的草庐，从早上哭到晚上。当地人钦佩其为人，将他遗留下来的草庐称为神仙之庐，将他生活的山叫作庐山。东晋时，葛洪隐居在庐山时，冶炼丹药，并将实践升华为理论，著成

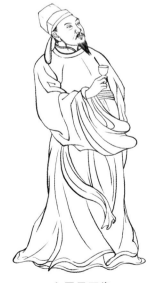

白居易画像

《抱朴子》一书。待到南朝时，陆修静来到庐山，采药炼丹，并编辑经书总括"三洞"，奠定了后世纂修《道藏》的基础。

白居易要感恩那些掌权者，把他贬官外放，让他有缘来到了这个道教早期的摇篮。在庐山脚下，他44岁来，在47岁时离开时，显然已经了悟了很多：

面上灭除忧喜色，胸中尽消是非心。

既然他像前辈一样，醉心于炼丹，他肯定也听闻过辟谷术，这在他的《梦仙》诗中有记录。但有可能的是，当时的他就像大多数人一样，听听而已，或者浅尝辄止：

人有梦仙者，梦身升上清。

坐乘一白鹤，前引双红旌。

羽衣忽飘飘，玉鸾俄铮铮。

半空直下视，人世尘冥冥。

渐失乡国处，才分山水形。

东海一片白，列岳五点青。

须臾群仙来，相引朝玉京。

安期羡门辈，列侍如公卿。

仰谒玉皇帝，稽首前致诚。

帝言汝仙才，努力勿自轻。

第九章 · 辟谷是世世代代的祈祷

却后十五年，期汝不死庭。
再拜受斯言，既寤喜且惊。
秘之不敢泄，誓志居岩扃。
恩爱舍骨肉，饮食断膻腥。
朝餐云母散，夜吸沆瀣精。
空山三十载，日望辎軿迎。
前期过已久，鸾鹤无来声。
齿发日衰白，耳目减聪明。
一朝同物化，身与粪壤并。
神仙信有之，俗力非可营。
苟无金骨相，不列丹台名。
徒传辟谷法，虚受烧丹经。
只自取勤苦，百年终不成。
悲哉梦仙人，一梦误一生！

白居易把自己的一匹马卖了，作为遣散费给了樊素和小蛮几年以后，这时的他年纪已经过50岁。他写下一首关于辟谷的诗，诗名《仲夏斋戒月》。在诗中，白居易很明确认为辟谷可以成为治疗疾患的手段，以及他以前的怀疑：

仲夏斋戒月，三旬断腥膻。

自觉心骨爽，行起身翩翩。

始知绝粒人，四体更轻便。

初能脱病患，久必成神仙。

御寇驭泠风，赤松游紫烟。

常疑此说谬，今乃知其然。

我今过半百，气衰神不全。

已垂两鬓丝，难补三丹田。

但减荤血味，稍结清净缘。

脱巾且修养，聊以终天年。

让我们看看唐代伟大的现实主义诗人白居易是怎么把他的心理活动全盘托出的，这首诗虽然有点长，却堪称样本，值得从头到尾仔细品味。

好友诗人元稹曾写过："诚知此恨人人有，贫贱夫妻百事哀。"脑梗的白居易更明白身体才是本钱，诚知此恨人人有，没有健康万事哀。

宋太宗，辟谷是"王炸"

在许多基础类扑克游戏中，"王炸"都是牌型的一种，一般也是最大的牌型。例如，在斗地主游戏中，王炸表现为大王和小王在一起出，可以大过场上的任何牌型；在争上游游戏中，王炸表现为两个大王和两个小王一起出，可以大过场上的任何牌型。虽然各种游戏之间对此的叫法有所不同，但如果给个统称的话，可通称为"王炸"。

北宋的第二位皇帝宋太宗赵光义有一个非常好的业余爱好，与大文豪苏轼一样，就是收集各种民间药方。在他还没有从他哥哥宋太祖赵匡胤手上接过江山时就一直在搜集，等到真正当上皇帝后，更是集全国之力，出版了含有两万多个药方的《太平圣惠方》，至少从这件事上看，他绝对是一个好皇帝。在完成全国统一的过程中，他还不忘用实际行动想着自己人民的健康。

皇帝在日理万机之际，还留下了几百首修道与炼丹的诗。阅读这些诗，你无论如何也无法想象这是一位皇帝，而不是一个道士。他给陈抟老祖写过几首"赐诗"，在《赐陈抟》中写道：

　　餐霞成鹤骨，饵药驻童颜。

　　静想神仙事，忙中道路闲。

中国皇帝中虽然信仰道教的皇帝很多，却几乎没有谁曾如此直截了当写辟谷功能效用的。明太祖朱元璋对道教的态度还可以（他的后代们就更可以了，登基大典都要举行隆重的道教斋醮法事），在他的诗《钟山赓吴沉韵》中，也认为辟谷是修道学仙、忘却世俗的标准动作，而且可起到逍遥自在，连帝王也无须给面子的作用：

　　嵯峨倚空碧，环山皆拱伏。

　　遥岑如剑戟，迩洞非茅屋。

　　青松秀紫崖，白石生玄谷。

　　岩畔毓灵芝，峰顶森神木。

　　时时风雨生，日日山林沐。

　　和鸣尽啼莺，善举皆飞鹄。

　　山中道者禅，陇头童子牧。

　　试问几经年，答云常辟谷。

第十章

辟谷犹如布施

唐玄奘，为了去西天取经，先学了辟谷术

在几次上书请求不果后，唐玄奘混杂在乞讨的人群中从长安偷偷跑出来。在今天敦煌附近，他终于被日夜戍边的唐兵捕获。他将有两次被逮捕，这是第一次。当然唐玄奘并无悔意，决志坦然殉道。

守卫这所城池的帝国统帅独达孤是位佛教徒，在询问了解情况之后，被唐玄奘冒死取经的诚意所打动，不仅未为难他，还为他配备了淡水、粮食，并请了胡人向导送唐玄奘到大漠边。

蓝色天空上鸟的影子，一整天也不会看到；金黄沙漠上兽的足迹，一整天也看不到。穿过一望无垠的八百里大漠之后，唐朝就留在了身后。

高昌国国王麹文泰派人把唐玄奘接到宫里，见面交流之后，作为一个佛教徒，他知道了这个和尚的分量，于是就做了一个容易的决定，要隆重聘请唐玄奘出任国师，当然，被唐玄奘很有礼貌地拒绝了。国王求贤若渴，决定用另一种方式进行挽留。这是唐玄奘的第二次被逮捕，国王威助说，如果唐玄奘不留下主持高昌国的宗教事务，国王将把偷渡出来的他遣送回唐朝。唐玄奘采取了一个明显的抗议，进行绝水绝食，整整4天。

对一个精通辟谷术的人来说，4天是没有什么挑战性的，但是对国王来讲，把这么一位高僧别说饿死，哪怕是饿坏了显然都不是他的初心。于是国王直接赔罪，自叹缘分太浅，马上赶制一件金缕袈裟，准备大量的给养，还有配套的马匹和驭手。国王只有一个请求，请唐玄奘再留一月，为高昌全国朝臣讲一部《仁王般若经》。唐玄奘威武不屈，富贵不淫，感动了高昌朝野，启程时，国王率全朝文武送至数十里外，并亲书24封信与西域诸国，请他们一路关照。

队伍未行百里即遇大批强盗，财货、马匹、食粮抢掠一空。当唐玄奘一行面对7000米的帕米尔北麓大冰山时，已断粮多日。七天七夜是如何翻越这一座又一座白皑皑的大冰山的？难道是又一次运用了辟谷术吗？

无论是在高昌国的四天不吃不喝，或是在大冰山的七天断水断粮，都足以说明唐玄奘确实精通辟谷术。

《大唐西域记》中，记录了唐玄奘取经路上所经历的奇怪辟谷

17年后，唐玄奘返回了唐朝，在夜以继日、肋不沾席的译经当中，接受唐太宗的命令，口述了10万多字的《大唐西域记》，其中多处记录了他取经路上所遭遇的奇怪辟谷经历。

《大唐西域记》卷5中，唐玄奘来到了钵逻耶伽国。在都城的东边，两河交汇之处，有一个方圆十余里叫作大施场的地方。大施场就是国王布施的地方，这个钵国有一个风俗，民众辟谷七日后，就投河自沉，洗尽罪垢，以求得解脱。这种解脱对于当事人来说当然不是死亡，而是进入极乐世界，每天都有数百人前仆后继。

河的中间立着一根高高的柱子，有几十个修苦行的人，会随着每天升起的太阳爬到柱子上。他们一手抓着柱子，一脚蹬着柱子，空着另一只手和另一只脚向空中伸出，整个人像一个大字。他们始终看着太阳，一整天，直到太阳落下。修士进行这种杂技式的苦行，会持续数十年。

国王的布施、民众的自沉、修士的苦行构成了一幅非常奇特的画面。大量周边国家的民众，从远方而来，同样辟谷七日，投河升天。这种为了清空与净化身体然后告别俗世的辟谷行为，在南传佛教流行的地方，被极少数的修行者所继承。只是这些修行者常常年事已高，并预知了自己的命数之后，才会采取此类行动。

下面这个国家的辟谷见闻就比较符合我们今人的理解了。

这个国家叫那伐弹那国，民众好学，风俗良好，气候湿润，物产丰富，盛产一些奇异的果实。国内有20多座庙宇，有僧众3000余人。其中最大一座庙，当年释迦牟尼曾在此传过法。庙里有僧众700多人，里面有很多来自900里外的东印度有名的高僧。在这座庙不远外有一座精舍，里面供奉着观自在菩萨像，非常灵验。远近之人都来这里祈福，当然，他们来之前，都会例行辟谷。

这也是辟谷经常具有的作用：清理与净化自己，才好与神灵沟通。

上述两个国家民众的辟谷行为都与宗教活动密不可分。在《大唐西域记》卷2中，关于印度总述共有17小节，第15小节是关于疾病与死亡的，题名为《病死》。原文开篇如下：

> 凡遭疾病，绝粒七日，期限之中，多有瘳愈。必未瘳差，方乃饵药。药之性类，名种不同。医之工伎，占候有异。

也就是说，当时的印度人只要得了疾病，都会辟谷七天，而且大多数都会瘳愈。有一些没有好利索的，才再吃一点药。

人是观念的囚徒，生命有无比的奥秘，可惜人类自己不知道

世间的人以为自己经受一些磨难就是修行，实际上只是在不同磨难中偿还自己欠下的一些债务而已。按佛教的说法是"因果"，按道教的说法是"承负"。他们的观念，并不会在磨难中发生任何变化，他们觉知力也没有任何提升。修行的人是在改变自己的各种观念和形成完整的觉知，未必一定要经历所谓的磨难。

丢开宗教外衣与仙佛观念，假设，辟谷的确如历史记载的那样可以肌肤润泽、容颜美好；可以祛病延年，健骨轻身；可以神清气爽，长生不老，我们可不可以本着"谷神不死"的精神去对待呢？我们可不可以打开"玄牝之门"去探索呢？我们可不可以打破"天下莫能知莫能行"的局限去尝试呢？

瑜伽在全球的发展可以给我们一些启示，瑜伽一方面伴随着早期宗教（印度教前身婆罗门教）诞生，另一方面开始脱离宗教，独立演化发展，变成一个身心修炼的通称，任何有宗教或无宗教信仰的人士均可练习，逐渐形成了各种各样的门派，并将其修炼方法融入日常生活中。瑜伽也提倡辟谷，只不过它将之称为断食。

辟谷同瑜伽一样，两者都是信奉天人合一。瑜伽是体式为先，配以

呼吸，带以断食；辟谷以不食为先，配以呼吸，带以导引。

追求不死是宗教产生的主要根源，它解放了人类，使人类不投降于死亡与毁灭。

元代著名学者、"元诗四家"之一虞集的《苏武慢·皓月清霜》中写道，辟谷餐霞可以求得长生之道，长生之道就是每天照常升起的太阳。

脱屣非难，凌空何远，三咽雪融冰液。辟谷神方，餐霞真诀，一去更无消息。笑人间、长住虚空，谁似一轮红日。

王安石，辟谷求仙有些扯

当然也有一些大人物对辟谷不认同，比如曾两次拜相的北宋著名思想家、政治家、文学家、改革家王安石。王安石在政治上是苏轼的死对头，苏轼那么热爱美食，王安石粗茶淡饭，甚至一餐只有一个菜；苏轼那么热衷养生，还动不动就搞一下辟谷，王安石根本没有任何兴趣。如同今日的某些精英，只对刻苦工作、锐意进取投入从无止歇的热情，其他都是没有正事，或者耽误正事。王安石在诗中写道：

求仙辟谷很诚悮，未见赤松饥已槁。

南宋时曾任太学博士，吏部侍郎的李若水在给一位朋友写的生日诗中，选择听天由命，自有福报，认为不须辟谷。这听起来很像一个拍得很响的马屁：

上天有意扶危颠，俾公之寿自绵绵，不须辟谷学神仙。

晚唐著名诗人、文学家皮日休认为好好当官并准备好升官，才是使自己精神倍增的动力，升官如同打气，远胜于降心服气：

尽待于公作廷尉，不须从此便餐霞。

宋末元初著名书法家、画家赵孟頫，号松雪道人，又号水精宫道人。他的意思是辟谷不错啊，但辟谷只是形式，我的心已超然物外，两耳都已清净，我已得到了辟谷的真谛，我不会老去：

> 谡谡松下风，悠悠尘外心。
>
> 以我清净耳，听此太古音。
>
> 逍遥万物表，不受世故侵。
>
> 何年从此老，辟谷隐云林。

王安石晚年退休后，身体情况越来越差，对修道养生开始重视起来。苏轼曾专门拜访过他，并给他送去自己收集的治病良方。这两位巅峰伟人，原来的一对儿"政敌"，旋即超越政治藩篱，还原成潇洒飘逸、风流千古的"唐宋八大家"。中华民族的精神姿态与风流人品，就这样体现在两位大家身上。

甘地，辟谷，是抑或增男女之欲？

印度中世纪吠檀多哲学的集大成者商羯罗显然继承了某些传统，他说：

> 如果你想进入精神领域，就不要和女人打交道。

他把瑜伽从宗教中剥离出来，为其发展做出了巨大且深远的贡献。他绝对没有想到今天会有如此之多的女人在修习瑜伽，并且追求精神生活。

《薄伽梵歌》是印度教的重要经典与古印度瑜伽典籍，为古代印度的哲学教训诗，收载在印度两大史诗之一《摩诃婆罗多》中。据说，它是唯一一本记录神而不是神的代言人或者先知言论的经典，共有700节诗句，成书于公元前5世纪到公元前2世纪，也就是中国的春秋与战国相交时期。

《薄伽梵歌》中并没有对女人的歧视，没有把女人等同于欲望；或者忽视，把女人排除出精神的自由王国。《薄伽梵歌》说单纯对肉体欲望进行克制，而不通过精神修炼去到一种超越状态，不会获得完全的自由。

> 自制之人，尚有欲望，得不到解脱；没有欲望，就得到了自由。

印度国父甘地是印度教徒，辟谷（断食）达到过21天的就有4次。他用断食来断男女之欲（这一点与方瞳道长给张拱的建议一样）。他自

1906年直到辞世的40多年里是禁欲的,他体验到了禁欲的快乐。他的禁欲令人惊奇却得到了他妻子的支持(禁欲首先要获得妻子或丈夫的支持才行,不然会有很多可想而知的烦恼)。

甘地说他的一些朋友绝食之后性欲和食欲反而增强,有人辟谷后性欲、食欲大增也是身心调理的结果。把辟谷当成磨炼耐心、体悟内心、强化身心能量的方法是可以理解的,但如果把辟谷(断食)当成专门的修炼手段,是否可以考虑禁欲问题?甘地说:

> 只有在心情和饥饿的肉体合作的时候,也就是说,当它对肉体所不应有的东西都能漠然处之的时候,断食才有用处。心情是一切情感的基础,所以断食的用处是有限的,因为断食者仍然会被情欲所支配。不过可以这样说:如果不绝食,而要消除性欲,通常是不可能的。

张紫阳真人的《悟真篇》对此也有一番思考以及必要的提醒:

> 不识阳精及主宾,知他那个是疏亲。
>
> 房中空闭尾闾穴,误杀阎浮多少人。

绿发道长,避免盲目禁欲带来身心的压抑所造成的疾病

在《三元参赞延寿录》中,绿发道长的建议是"六不原则",分别是"欲不可绝""欲不可早""欲不可纵""欲不可强""欲有所忌""欲有所避",其中"欲不可绝"是第一位的。

据彭祖自述,他一生曾娶了49个老婆,生了54个孩子,他说了两句不太好把握的话:

男不可无女,女不可无男。若念头正直,无可思者,大住长年也。

古代的圣人,担心愚钝的人们,不掌握事情的分寸,沉浸在欲河中流连忘返,因而要断绝人欲之源:

故有上士别床,中士异被,服药百裹,不如独卧。

中国人长大了之后,很多的钱都花在"饮食、男女"上,却很少把钱花在学习如何"饮食、男女"上。这两个方面构成了成人的主要生活,却极少得到基础教育,绝大多数成人毫无章法可言。"药王"孙思邈在《千金要方》中明确提醒过"故年至四十,须识房中之术"

《素女经》是中国古代最重要的一本性学著作,较为详细和全面地论述房中术,可能是在战国至两汉之间完成。这本著作的核心观念是性爱要掌握节度,可使"男致不衰,女除百病"。《素女经》认为性爱是

一种顺应自然的行为，既不要放纵，也不要压抑，杜绝性爱是有害的：

> 人年六十者，常闭精勿泄。

> 若气力尚壮盛者，亦不可强忍久而不泄，致生痈疾。

至于古代房中术，既易令人好奇，又易遭人置疑，但更多的却是误解，常常遭受性无能者的攻讦。因为，房中术教人不施泄，胎息教人不喘气，辟谷教人不吃饭，这些都不符合人的一般思维与日常行为。

张三丰在他的诗中提出了"人间修行指南"，他说：

> 顺成人，逆成仙。

通过看见真实的自己，突破层层障碍的更新体验，便是修道学仙的过程。或者说，所谓修行或者修炼就是一个创造新的自己的过程。只是这个"逆成仙"的过程刚开始可能是痛苦的，需要勇气，甚至会被排斥。

所谓最终渡劫飞升，就是可以自由自在做自己，这就是仙。

密勒日巴,他也辟谷,但皮肤是绿的

密宗里最有成就的尊者之一密勒日巴,即木讷祖师,是一位深受藏族群众爱戴的瑜伽修行者、哲人及诗人。在关于他的图画描绘中,他往往以手支耳,做聆听状,这象征着他凭借诗歌传达佛法智慧的方式。他的生平展现了善念与恶念所能驱策的力量,提供了一个凡人能在一世间证道的实例。

他的肤色泛绿,不知是不是由于在多年的闭关静坐中,仅靠荨麻煮汤、吃点草根维持、骨瘦如柴的缘故。有一次,他打坐11个月,自己把油灯摆在头上,屹然不动,精勤修持。最后出关时,他的妹妹和未婚妻替他去化缘,弄了肉和酒来。他就顾不了那么多了,一起吃下去,哪知这一吃,就气脉大通,而且在空中飞了起来。

此时他忽然想起师父圆寂以前曾给他背上背了个锦囊,里面有妙计,马上拆开一看,只有一句话:"此时全靠好饮食。"原来他师父早就算到了。可见不是光叫你不吃东西,有的时候必须要吃好东西,也是修行所必需的。

道教中,像陈抟老祖、陈泥丸、白玉蟾、周癫、张三丰等都在长久辟谷后,也是说吃就吃。因为,按照道教内丹理论,脱胎换骨之后,气脉全通了,无论吃多少随时都能气化得掉。

大诗人陆游在《醉卧松下短歌》中把松树比作以云为巢的绿发仙人，很美地表现了世外高人们如何自由穿越在松荫白石与万千红尘之间：

披鹿裘，枕白石，醉卧松荫当月夕。
寒藤夭矫学草书，天风萧森入诗律。
忽然梦上百尺巅，绿毛邂逅巢云仙。
相携大笑咸阳市，俯仰尘世三千年。

白玉蟾，9岁写诗吓坏了考官，12岁写诗预告了自己的一生

道教内丹南宗五祖白玉蟾是海南最有影响的历史人物，无论是在道教中，还是在诗词及书画艺术方面的成就都是海南历史上的一座高峰。

大地山河作织机，百花如锦柳如丝。

虚空白处做一匹，日月双梭天外飞。

中国古人为了做官或者与人交往的需要，写诗作赋是基本功，但我们很难想象《织布机》这样雄心壮志的诗是一位年仅9岁的儿童所作。所以，主持琼州应试童子科的主考官，看到这首自己命题的豪迈诗篇，简直被吓到了。

他认为眼前这位名叫白玉蟾的小朋友小小年纪如此骄狂，因此不予录取。这位史上没有留下姓名的主考官，以燕雀不知鸿鹄之志的路人甲身份贡献了一段佳话。

白玉蟾写于12岁的《少年行》一诗，把他的未来预告了：

寸心铁石壮，一面冰霜寒。

落笔鬼神哭，出言风雨翻。

气呵泰山倒，眼吸沧海干。

怒立大鹏背，醉冲九虎关。

飘然乘云气，俯首视世寰。

散发抱素月，天人咸仰观。

白玉蟾在10岁时就拜南宗四祖陈泥丸为师，修炼内丹与雷法。白玉蟾跟随着这位功夫高深的师父9年后尽得真传，在《谢仙师寄书词》中白玉蟾写道：

恭惟先师泥丸翁翠虚真人，拓世英雄，补天手段，心传云雨深深旨，手握雷霆赫赫权。

在白玉蟾之前，南宗四代基本上都是秘密传播，与禅宗六祖慧能之前的一对一衣钵单传相同，门徒很少，更无本派祖山、宫观，故未形成群众性的教团，白玉蟾却广收门徒，通过雷法传授，将教众组织起来。白玉蟾曾在武夷山冲佑观主持过一次大型收徒传度仪式，在传度仪式中，白玉蟾本人、弟子及参加者均以雷法神职人员的身份出现。

他还一改以往无固定修道场所的状况，取法张道陵天师"二十四治"，按"师家曰治，民家曰靖"的传统，"设坛立靖"为建宗传法之所，设立了"碧芝靖""鹤林靖""紫光靖"等教区组织和修道基地，南宗从地处中国东南的福建、广东、江西开始成为一个拥有较多徒众，有一定传教地域的教派。

自从白玉蟾"立靖"，后世修道的人家都开始建立"靖室"，也称"靖庐"，如同儒门的"精舍"和佛门的"禅舍"。陆修静在《道门科略》说：

奉道之家，靖室是致诚之所。其外别绝，不连他屋。其中清虚，不杂余物。

天才儿童白玉蟾,认为自己的一生很美

白玉蟾"身通三教,学贯九流",他认为:

> 圣即仙之道,心即佛之道。

其内丹学说的基本理论为宇宙生成论和精、气、神的炼养,掺糅了易学的"知止"之说。

> 人身只有三般物,精神与气常保全。
> 其精不是交感精,乃是玉皇口中涎。
> 其气即非呼吸气,乃知却是太素烟。
> 其神即非思虑神,可与元始相比肩。
> 岂知此精此神气,根于父母未生前。
> 三者未尝相返离,结成一块大无边。

他的得意门生是彭耜,字鹤林,被奉为全真道"南七真"之一。他肩负着师父托付,亲自校勘编纂了40卷本《白玉蟾集》,他的序证实了白玉蟾得道之后的"绝粒"和"辟谷":

> 先生自得道之后,蔬肠绝粒,喜饮酒,不见其

醉。大字草书，视之若龙蛇飞动，兼善篆隶，尤妙梅竹，而不轻作。间自写其容，数笔立就，工画者不能及。时言休咎，惊动聋俗，姓名达于九里……后游名山，莫知所之。先生始而蓬头跣足，辟谷断荤，晚而章甫缝掖，日益放旷，不知先生者，往往以是而窃议之。先生亦颇厌世而思远游，其存亡莫得而晓也。

在一首题为《自赞》的诗中，白玉蟾表达了自己精美绝伦的人生：

千古蓬头跣足，一生服气餐霞。

笑指武夷山下，白云深处吾家。

他在一首《水调歌头》诗中说：

虽是蓬头垢面，今已九旬来地，尚且是童颜。

难道他是绿发道长？

道教中有不少以疯癫示人的高道，徐渭，却是国产梵高

历史上既有以疯癫示人的和尚，比如济公，更有不少高道（不知道有没有装疯卖傻的儒生）。白玉蟾与王重阳、张三丰就并列为三大"疯道人"，这还没算上帮助朱元璋称王天下的周癫。

胡宗宪，家族世代锦衣卫出身，在东南倭乱时期任直浙总督。抗倭有力，后来官至兵部尚书和右都御史。他重用各种杰出的人才，如俞大猷、戚继光等名将，并把颇负盛名的道士徐渭请到自己的幕府中来。

徐渭，字文长，到胡宗宪幕下当幕客后，屡出奇谋，建立战功。胡宗宪后因宫廷内斗被捕入狱，徐渭报国无门，清名受污，以致精神失常。徐渭在忧惧发狂之下自杀九次却不死，后因杀妻被下狱论死，被囚七年后，得张元忭等好友救免。此后南游北走，常慷慨悲歌，自称"南腔北调人"。其间他写过两首与辟谷有关的诗，其中有：

千古徐州雄楚西，多援旧事叹当时。

大王千里马谁得，山人一去鹤何之。

产蛙沉灶年年水，辟谷餐霞岁岁祠。

曾见蜕蝉还食不，留侯未必降庖牺。

徐渭与解缙、杨慎并称"明代三才子"，他是中国"泼墨大写意画派"创始人、"青藤画派"之鼻祖，其画不求形似求神似，山水、人物、花鸟、竹石无所不工，开创了一代画风，对后世画坛（如八大山人、石涛、扬州八怪等）影响极大，郑板桥、齐白石双双表达过愿为"青藤门下走狗"；书善行草，创作大量诗文；能操琴，谙音律；爱戏曲，所著《南词叙录》为中国第一部关于南戏的理论专著。

徐渭60岁时，应曾救其出狱的好友张元忭之招去往北京，但不久两人的关系就恶化了。张元忭是个性格严峻、恪守礼教的人，而徐渭却生性放纵，不愿受传统礼法的束缚。张元忭常常以礼教约制徐渭，这使徐渭大为恼火，他曾对张元忭说："我杀人当死，也不过是颈上一刀，你现在竟要把我剁成肉糜！"

晚年乡居的日子里，徐渭越发厌恶富贵者与礼法之士，所交游的大都是过去的朋友和追随他的门生。他贫病交加，藏书数千卷也被变卖殆尽，杜门谢客。若有人来访，徐渭不愿见，便手推柴门大呼："徐渭不在！"

徐渭著有"注《庄子内篇》《参同契》、黄帝《素问》、郭璞《葬书》若干卷"。除了读道书、写道书之外，他还学习道术。他辟谷功夫很深，据徐渭的自传《畸谱》中记载，在1581年，自己狂病复发后，有十年不食五谷杂粮：

诸祟兆复纷，复病易，不谷食。

与徐渭同期的明朝著名史家张汝霖在《刻徐文长佚书序》中确认了他十年辟谷，且身体依然健硕的事实，序中说：

间尝入长安，苦不耐礼法，遂去走塞上，与射雕者竞逐于虏骑烟尘所出没处，纵观以归，归则楗户不肯见一人。绝粒者十年许，挟一犬与居。人谓偃蹇玩世，狂奴故态如此。而不知其自别有得，难以世谛测也。其注《参同契》，逗露意旨而终不谈，若此中有深入焉。不然槁囊锥耳宁不死，而十年绝粒，且伟硕如常哉！

对于常人来说，辟谷为了吃得更尊贵

释迦牟尼佛，出家12年，雪山苦行6年，日食一麻一麦，简直饿瘪了，乃知苦行非道，只是功德。于是下山，接受牧羊女的供养，恢复三十一二岁的青年活力，然后在菩提树下7日而证道。由这个故事同样可见，非要先饿瘪了，然后再加以适当的食物调养，自然易于得正定。

《黄帝内经》中说：

> 故平人不食饮七日而死者，水谷精气津液皆尽故也。

平人就是常人，就是普通的人，是不做功夫、不修道的人。平人不吃不喝，七天一定要死了，主要是因为缺水。尤其我们每天饮食，饭固然重要，吸收水分比吃饭还重要。常人在辟谷期间需要大量喝水，要比平常的量多出许多。

辟谷对常人而言，除为了身心康健外，还是为了吃得更珍惜，为了吃得更有品位，为了吃得更尊贵。

对人类未来，我们还有三大疑问

即使疾病能够及早预防，但衰老能够避免吗？"诗王"白居易在《叹老三首》中说道：

吾闻善医者，今古称扁鹊。

万病皆可治，唯无治老药。

按《圣经》的说法，在大洪水之前出生的人比较接近完美，所以他们比我们长寿得多。可是，以人工智能和生物工程为代表的科学发展的种种迹象表明，或许不久，罪和身心缺陷所带来的一切影响都会消失，人类也不用再经历衰老和死亡。

你也能够获得上帝应许的这些福分吗？不要马上认定这些应许不可能实现，耶稣说：

谁听见我的话语，又相信那位差我来的，谁就有永生。

也许你听从耶稣的这个劝勉，就能像使徒保罗所说那样，"为未来稳妥地积成美好的根基""抓紧真正的生命"。

回顾人类漫长的摸爬滚打的历史，以色列未来学家尤瓦尔·赫拉利在其畅销全世界的《未来简史》中明确认为：我们几乎成功解决了几千上万年以来的三个大问题："饥荒，瘟疫和战争"，下一个目标是"长生不老，幸福快乐，以及化身为神"。

无论是否解决三大旧问题，还是可能实现三大新目标，在他所提供的唯一的方法论之外，我们所需要思考与探索的解决方案中，以中华仙道文化为代表的某些炼养方法是否是一种选项呢？这种选项是否才是和平的呢？

人类所追求的未来是否反而阻碍了人类去到未来？

我们在此提出三个疑问是：

1. 上述的人类所向往的三个目标，真的可以或只可以像《未来简史》所给出的通过人工智能与生命科技得到实现吗？

2. 在这个波澜壮阔的进程中，人类如何设计并实现平等与公正？如果做不到，到底是攀登上高峰，还是坠入到深渊？

3. 如果前两个问题没有得到解决，人类真的能干掉"饥荒、瘟疫、战争"三座大山吗？

潘师正,"一切有形,皆含道性"

当道士刘爱道引见了风姿绰约的潘师正,师父王远知喜出望外,便对刘爱道说:"今日又有了潘仙子,这是我教的大圣事呵!"这位让师父如此喜悦的人后来果然成了第十一代茅山宗宗主。

驻足嵩岳五十年,扇茅山宗风,遂使之传遍天下;皇帝皇后,驾临嵩山,询道问教,几与国师无异。

道教具有真正意义上的"道性"说,应始于秦汉。《老子河上公注》中,"道法自然"一句被注释为"道性自然,无所法也",此后,"道性"一词便散见于其他的一些道教典籍之中。

道教发明了"道性论",却没有很好地发挥,被六朝时期蓬勃兴起的佛性说取而代之。加上《大乘涅槃经》被翻译过来,佛性说逐渐成为佛学主流思想。意思是众生都有觉悟成佛的可能性,佛性不仅佛有,一切众生都有。

潘师正重新挖掘并发展了这个重要的哲学概念

"道性",他在《道门经法相承次序》中说:

> 一切有形,皆含道性。

"道性"将万事万物都包含进来了,主张万物平等,否定了人类有凌驾于万物之上的特权。《道教义枢》收集的道教教义多属于唐代之前本土特色、不杂他教色彩的理论,作者是唐代道士孟安排。《道教义枢》对"道性"加以解释说:

> 一切含识乃至畜生、果木石者,皆有道性也。

这实际上继承和发扬了先秦的道家思想,《庄子·秋水》中说:

> 以道观之,物无贵贱。

按照"道性论"的观点,人与万物在道性上是平等的,自然界中的一切,并不是为人类而存在,而是各有其自身的价值。应该以促进整个宇宙更加和谐和完美为目标,而不应该以毁灭各种自然物的行为来扼杀宇宙的生机。

西方生态伦理学家认为,生态伦理学使西方伦理学的发展走到了一个转折点,它探求超出人类义务范围的对象,提倡对所有生命的恰当尊重,要求建立一门非人类中心主义的生态伦理学。但是,西方生态伦理学在这个转折点上遇到了困难,因为传统的西方伦理学不承认人类主体之外的事物具有自身价值,它在事实与价值之间、科学与道德之间、是与应当之间制定了一条不可逾越的界限。

为了构建生态伦理学,论证自然事物具有内在价值是一个重要的理论前提。而道教关于道生万物的观点，肯定万物皆含有道性，也就是肯定万物都具有道所赋予的内在价值，都是道的价值创造过程中的一个环节。因此，根据道教的"道性论"，在人与自然之间建立伦理情谊关系，完全是顺理成章的事情。

潘师正后来奉师命赴中岳嵩山，弘传道教50年，使茅山宗以嵩山为中心，向中原迅速发展，根深叶茂，名师出高徒，他门下司马承祯、吴筠、李含光、薛季昌、郭崇真、韦法昭都是大师。为了报效师命，潘师正研究道经、佛理、儒义，同时研习内外丹法，修炼辟谷食气，藤床为寝，涧水为饮，与自然默契沟通，不论俗事，唯道究竟。

减食节欲，心灵的加法哲学

有"诗佛"之称，南宗山水画之祖王维写道：

> 好读高僧传，时看辟谷方。

辟谷适合成为一种通俗的日常修行哲学，通过减少食物摄取，只摄取有机食物，从而改变意识，建立完整和彻底的觉知，脱离嗜欲和执念。任何人都能选择不同的、更适合自己的辟谷术；任何人都能亲身实践辟谷术，任何人都可通过尝试借助辟谷术，延长自己的心理时间和扩大自己的心灵空间。

唐高宗是唐朝的第三位皇帝，在位期间先后灭西突厥、灭百济、灭高句丽。他当朝期间唐朝版图为最大，东起朝鲜半岛，西临咸海，北包贝加尔湖，南至越南横山。唐高宗是一个体弱多病的皇帝，喜欢与道士打交道，曾多次执礼面见潘师正询问道教真理奥义。高宗问他在山中有什么需要的，潘师正说：

> 茂松清泉，臣之所需，即不乏矣。

马其顿王国国王亚历山大被西方称为世界上最伟大的征服者，据说他占领埃及全境，荡平波斯帝国，大军开到印度河流域，世界四大文明古国他占据其三。在完成了这些征服后，亚历山大大帝拜访了犬儒派先哲狄奥根尼，问他要什么恩赐，狄奥根尼回答说：

只要你别挡住我的阳光。

主持编纂了中国历史上第一部编年体通史《资治通鉴》，历仕四朝，官至尚书左仆射兼门下侍郎的司马光写了一首《海仙歌》，描绘了他通过辟谷所能获得的生命欢乐：

东望海波苍茫浩渺无所极，高流洪涛黯风色。

翻星倒汉天地黑，阴灵出没互相索。

东方曈晓景气清，庆云合沓吐赤精，蓬莱瀛洲杳如萍。

遥观五楼十二城，群仙剑佩朝玉京。

祥风缥缈钧天声，彩幢翠苕烟霞生。

鸾歌凤舞入帝乡，紫麟徐驱白鹤翔。

餐芝茹术饮玉浆，千年万年乐未央。

可能与尤瓦尔·赫拉利的解决方案有所不同，人类获得幸福快乐不是因为增加了什么，当然也不完全是因为减少了什么。东方的智慧是，相对幸福，依靠某种东西；绝对幸福，与万物同。

第十一章

辟谷是和平的身心改造法

苏轼，不要辜负了方瞳道长

丁宁劝学不死诀，自言亲受方瞳翁。

嗟余闻道不早悟，醉梦颠倒随盲聋。

苏轼在给一个升官的老友告别送行时，俩人喝得很嗨，唠叨了一夜当初相识的经历之后，最后还是互相告诫对方，要养生，要悟道，不要把方瞳道长教授的长生不老诀法丢掉了。

100年前，孙中山曾讲到"中国近代文明进化，事事皆落人之后，唯饮食一道之进步，至今尚为开明各国所不及"。在即将进入全面小康的历史前夜，说起"舌尖上的中国"自然让全民从嘴到胃都舒爽；但是，刚吃饱饭就大谈什么"面对食物的隐居"，岂不是倒人胃口？

讲辟谷，也许激发的不是兴奋的味蕾，而是苦味的舌苔和唾沫星子。

100年后的今天，"不食五谷，吸风饮露"的中华仙道文化是否需要再一次价值发现呢？所谓科学精神，按上个世纪新文化运动领袖胡适所说就是："大胆假设，小心求证。"辟谷能否收到意想不到的神奇效果，消除人体毒素，提升思想和心灵的意境，以达到超凡入圣的境界？对于祖先留下如此久远的、浩繁的理论与实践，是否都值得我们去"大胆承认，小心求证"呢？所谓科学精神不就是探索与证伪吗？

胡适写过一首诗叫《1938》，表达了人与仙的相互对笑。

有丹能却老

鞭能缩地

芝能点石

触处金堆

我笑诸仙

诸仙笑我

敬谢诸仙我不才

葫芦里

试与君猜

其实，从来只有人笑仙，仙不会笑人。《道德经》第41章"下士闻道，大笑之。不笑不足以为道"，也只有人才会猜，人以为仙会猜，仙还需要猜吗？

"无洋不成文,有外始信真"的认知泥潭

在中华民族伟大复兴的路上有两块巨大的挡路石,一块是不可理喻的民族虚无主义,逢中必反;一块是不可救药的历史虚无主义,凡老便错。紫阳真人《悟真篇》中有两句诗从道教丹道的角度正好比喻了这两个到处泛滥的认知泥潭:

人人本有长生药,自是迷徒枉摆抛。

此般至宝家家有,自是愚人识不全。

所谓民族虚无主义是指一种无视民族特点、抹杀民族差别、否定民族文化传统和文化遗产的价值外倾的思潮。所谓历史虚无主义是一种只见历史支流,不承认主流,透过个别现象而否认本质,孤立地分析历史中的阶段错误而否定整体过程的思潮。

简言之:一个不承认本民族的文化和传统,一个不承认本民族历史的主流。前者多为迷徒,后者多为愚人。

朱熹,"只有两件事:理会,践行"

朱熹被称为朱子,可能是中国历史上最后一位被"以姓尊子"的圣贤人物。在他与其弟子问答的语录汇编的《朱子语类·论知行》中说"只有两件事:理会,践行"。又说:"论先后,知为先;论轻重,行为重。"其后王阳明的知行合一思想正是在朱熹哲学基础上的一次突破。

眼角长有北斗七星痣的朱熹,从小就跟小朋友们玩得不一样,小朋友能玩的无外掏洞堆塔,他却是在沙地上画八卦图,这说明了他后来的大作《周易本义》确有自家渊源。公元17世纪时传教士把《周易本义》传到欧洲,书中所附太极八卦图,激发了德国数学家莱布尼茨的灵感,对其创立完整的二进位制数学理论具有重要启发作用。

别的孩子在沙地游戏,他却独坐一旁画八卦。当他的父亲朱松指着太阳说:"此日也。"朱熹问:"日何所附?"朱松回答说:"附于天。"朱熹又追问道:"天何所附?"所以,朱熹成年后所创建的理学，就是一门不断追根刨底的学问。

朱熹在生活中常与道士来往，交往的人数比他同时代的和后世的大儒都要多得多。他潜心钻研过道家典籍，对老庄列子以来及诸经律、法术撰著都烂熟于胸。他曾派重要弟子入川寻访由陈抟老祖下传的象数学三种图式，对它们推崇备至。

朱熹晚年竭力研究《参同契》而无所获，引为遗憾（南怀瑾说，"他当然钻不进去！他也不打坐，不修道，怎么钻得进去"），朱熹为此著《周易参同契考异》，又自号为空同道人邹䜣，取空自羡慕《参同契》旨归之意。后来虽遇到了白玉蟾，还有一段相互打趣的佳话，却碍于一代儒学宗师的身份，不能谦虚请教，所以终不得其门而入。从这一点上看，儒家终不如道家潇洒自如。或许正因此，朱熹对"理会与践行"即知与行有着更为深刻的认识。

朱熹现存著作共25种，600余卷，总字数在2000万字左右，这在古人是极为罕见的。这么多的文字中，有他写的这样两首绝妙好诗：

春日

胜日寻芳泗水滨，无边光景一时新。

等闲识得东风面，万紫千红总是春。

观书有感

半亩方塘一鉴开，天光云影共徘徊。

问渠哪得清如许？为有源头活水来。

春天来了？当一片万紫千红的如画美景出现，春天就来了。水泥森林与钢铁洪流是我们的春天吗？渠水很清？当一个文明源头活水不断流淌，渠水才能滋养一方水土，哪些思想是我们文明的源头活水呢？

寇谦之，居"帝师之位"，显扬新法

道士下山，救世解厄，是中国历史中的经典桥段。此番上演道士下山的主人公是时年50岁的寇谦之，他面带微笑与众弟子告别时，他的目标很明确，要做"帝师"。

到南北朝时期，道教已有近二百年的废弛，道团的分裂也越发严重。在得到北魏太武帝拓跋焘的重用后，以天师的身份，寇谦之制作《云中音诵新科之诫》等道经80余卷。他明确声称要清理道教（主要是天师道），严格斋戒礼拜，严密道教组织，完备道规教仪，强盛北魏的政权。

寇谦之生长在一个官宦家庭，但他的心思却不在仕途而只在修道上。他每天在家里诵经打坐，炼养修持，服食药饵，但不得其法，历经数年，还是原身凡体。后来，与在他家做佣工的成公兴结缘，才得其门而入。

成公兴是一位大神级的隐仙，不久，师徒共同离家修道去了。他们先是去到华山，成公兴相授寇谦之正确的服饵辟谷之法，采得仙药，服后不饥。之后他们又来到了嵩山潜心修道，选定在太室山石室进行修炼。成公兴将全部修炼秘诀都传授给了寇谦之，正是这位大神传授的干货真正奠定了寇谦之日后成为道教改革家的基础。

寇谦之在嵩山修炼达30年之久,但遗憾的是,他的老师却认为他无缘仙路。成公兴再三嘱咐寇谦之:"你潜心道教,志向可嘉,但尘缘未了,难赴仙路。不过,如果勤奋努力,将来可做帝王之师,亦为大器。"当然寇谦之没有让老师失望,他最终下山真成了"帝师"。

与寇谦之在北魏所统治的北方对道教实行改革的同期,陆修敬在南朝刘宋所统治的南方也对道教实行改革,南北两地道教代表人物与领袖分别推行的改革,对华夏文明的发展功勋卓著。

杜光庭，对道教法事做了非凡的规范，后世遵行

芝术迎风香馥馥，松桎蔽日影森森。

从师只拟寻司马，访道终期谒奉林。

这首诗《题空明洞》是杜光庭怀念缙云仙都的，遥远的仙山在五色彩云缥缈之中，灵芝苍术迎风而立，散发出浓郁的香气；松树桎柳蔽日遮天，生长得非常茂盛。

芝、术是缙云的特产，是道人的食物。东汉思想家王充的《论衡》中说："芝草延年，仙者所食。"术，有苍术、白术等数种，具健脾益气、利水化湿功能。"竹林七贤"领袖嵇康写过："饵术黄精，令人久寿。"修道之人常以服食芝、术而行辟谷。

缙云仙山正是修道学仙的好去处。早期的道教人物，如东吴道士葛玄、西晋道士郑隐、东晋道士葛洪、南朝刘宋道士陆修静、南朝齐梁道教士陶弘景都曾在此访游或隐居。司马承祯也曾在此服芝、术辟谷隐修。杜光庭在诗中说，跟从师父只准备恭敬寻找司马承祯那样道德高深的人。因而他入天台山拜应夷节为师，应夷节正是司马承祯的四传弟子。

继寇谦之和陆修敬对道教进行整顿、改革、促进其发展后，又过

了大约500年，唐末五代时期的杜光庭成为新一代道教思想的集大成者，对道教发展与推动影响很大。他也是道教法事（斋醮科仪）的集大成者和规范者，唐僖宗封他为"道门领袖"，并赐号"广成先生"。时人盛赞其为：

词林万叶，学海千寻，扶宗立教，天下第一。

杜光庭强调"养神守气"的身心修炼，并把辟谷视为修仙之法。

长生之道，全在养神，若守元和不失，神则居之，神若居则心大安。

元和之气，慧照之神，在人身中，出入鼻口，呼吸相应，以养于身。存已有之形，致无涯之寿。

杜光庭在他的宝塔诗《怀古今》中，叹无常，问世人，有谁能绝弃名利去修习服饵辟谷之术？有谁能远离世俗让自己隐埋于山林炼丹修道？

雁足凄凉兮传恨绪，凤台寂寞兮有遗音。

谁能绝圣韬贤餐芝饵术，谁能含光遁世炼石烧金。

辛弃疾，五十八岁写了一首词《八难之辞》

唐朝和尚周贺写过一首《休粮僧》，诗中说，吃斋都很难，别说辟谷了：

　　一斋难过日，况是更休粮。

　　养力时行道，闻钟不上堂。

南宋豪放派词人领袖辛弃疾，作品无论数量之富、质量之优，皆冠两宋。他的词向来被人称为"英雄之词"，以其独特的英雄壮志和豪情表现了词人以英雄自诩，以恢复中原为己任的壮志豪情。据说他临终时还大呼："杀贼！杀贼！"

英雄在离世前10年，曾在梦中听一位道士讲述长生之术。在梦中，英雄毫不留情地予以驳斥，并与道士搞起了演讲比赛，最终还赢了道士。英雄醒来后写了一首词《柳梢青·八难之辞》：

　　莫炼丹难。黄河可塞，金可成难。休辟谷难。吸风饮露，长忍饥难。

　　劝君莫远游难。何处有、西王母难。休采药难。人沉下土，我上天难。

"莫"同"暮"，"莫炼丹难"，就是说，年纪大了再修炼丹功，这太难了；"休"意思是歇息，"休辟谷难"，就是说，停歇下来，放下所有事情，拿出时间去辟谷，这太难了！诸如此类。这"八难之辞"说出大多数人的心声。

英雄为了表现自己并不害怕困难，和梦中赢了道士的正确性，很不自信地找了其他6个难事进行了似乎无可辩驳的衬托。殊不知，"顺成人，逆成仙"，坚定的信念才是救赎之道。张三丰60岁到终南山辟谷修道3年，发明了太极拳；张伯瑞83岁方获刘海蟾真传，后修道3年，得金丹大道；孙不二49岁才开始拜师王重阳修丹，7年后证道。

或许当我们得知，同绝大多数的知识分子一样，辛弃疾只对以老庄为代表的道家思想品赏与玩味，却对道教独具的炼养方法毫不认同时，他所谓的难就不难理解了。这其中需要怎样的机缘与觉悟才有"心脑合一"的人生可能呢？就连举世罕有的汉武帝也差强人意，如《武帝内传》所讲：

> 王母云："刘彻好道，然神慢形秽，骨无津液，恐非仙才。"

若修行者想得到仙人境界的生命体验，需要万缘放下，这当然很难。每个人都可能"臣妾做不到",但是,毕竟历史上不断有人做到了,比如全真教主王重阳做到了,他去做了"活死人"。

《道德经》说"为道日损",其实就是讲修道是一个不断主动"死亡"的过程,因为做过"活死人"之后,才可以做一个新人类。

张紫阳真人说:

知者惟简惟易,昧者惟烦惟难。

朱元璋，晚年亲撰长文，记录他与一位仙人的往事

朱元璋，与其说他是中国历史上最杰出的君主，不如说他是中国古代最能干的皇帝。"干"若解释成干活，朱元璋应当排第一。因为明朝（至清朝）朝廷就不再设立宰相一职了，全国所有的事情都是他亲自处理，常常整夜不眠。他精力十分充沛，至死也没有放权。至于，他是否在做8年和尚期间，学到了什么有助于他如此这般精力超人的修炼法门，尚未可知。

在他的帝王人生中，曾有一位疯子至少狠狠帮助过他两次。这个疯子人称周癫，就是周疯子的意思，既是和尚，还是道士。其中一次是朱元璋要去攻打陈友谅部队，问周癫："这次出兵会顺利吗？"周癫回答："顺利。"朱元璋说："陈友谅已经自立为皇帝，攻打他一定很有难度吧？"周癫抬头看了一会儿天，严肃地说："上天没给他安排皇帝这个座位。"朱元璋于是带着他一起出兵，乘船到了

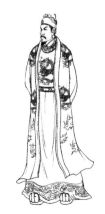

朱元璋画像

安庆地区，没有风，船没办法前进，朱元璋找人去问周颠，周颠说："船跑起来，风就跑起来了。"于是朱元璋找人拉纤，船向前走了约两三里，就起微风，再向前走了不到10里，天突然刮起了狂风，直接把部队的战船都送到了目的地。

朱元璋当了大明的创始皇帝之后，有一年身患"热证，几将去世"，也就是说，差一点驾崩了。周颠远在隐居的庐山却神奇地预知了此事，还委派了一个赤脚的僧人进京给朱元璋献药。朱元璋刚开始根本不想见，但想想此事太过机巧，而且自己确实病重，就接见了这位赤脚僧人。药是在一个金盒子里盛着，朱元璋还真是胆子大，拿过来就吃了。到了晚上要点灯时，皇帝"周身肉内搐掣"，然后，"当夜病愈，精神日强一日"。这是周颠第二次帮助了朱元璋。

以上的事迹并非传说，而是朱元璋在当了26年皇帝后，仍念念不忘，亲自撰写的《周颠仙人传》中所详细记述的事迹。周颠在此被最终认定为"仙人"。在这篇传中，朱元璋还记录了周颠的辟谷事迹。

有一次因为小和尚抢饭吃，周颠就不吃不喝辟谷了半个月。此事被当家和尚报告到朱元璋这里，但他根本不相信，于是决定亲自去看一看。朱元璋发现周颠精力充沛，一点也不像半个月没吃饭的样子，于是，立马摆一桌筵席，请周颠大吃一顿。然后又把周颠关在空屋里，派人守卫，一个月不给饭吃，周颠也不在乎。这回朱元璋不得不相信，还亲自开门把他放出来。这事情传扬开了，诸军将士抢着请他吃酒饭，他却随吃随吐。只有跟朱元璋吃饭时，才规规矩矩，一桌佳肴吃进肚子里，不再吐出去。

朱元璋还写过一首诗《赤脚僧》，专门记录周癫派人给他进献丹药一事：

跣足殷勤事有秋，苦空颠际孰为俦。

愆消累世冤魂断，幻脱当时业海愁。

方广昔闻仙委迹，天池今见佛来由。

神怜黔首增吾寿，丹饵来临久疾瘳。

皇帝还命令中书舍人、书法家詹希庾把这些诗文书写出来，并让工匠凿刻在石碑上，立碑于庐山之上。如今，却不知这些碑文是否还在？

放牛娃当上了皇帝后认为：《道德经》"乃万物之至根，王者之上师，臣民之极宝"

清朝儒生贬低和嘲笑朱元璋是放牛娃出身，少年时就死了爹妈，当了四处托钵乞食的小和尚，没有什么文化，还拿他发布的一些大白话圣旨来印证。他们却不知道，史上最能干的皇帝通常都是口授诏令，讲究的是速度快、效率高，必然有一个缺点，就是容易出现大白话和部分语病。比如：

我这大军如今不出征了，都教去各州县里下着绕地里去点户比勘合，比着的便是好百姓，比不着的便拿来做军……如今天下太平了也，止（只）是户口不明白俚——户部洪武三年十一月二十六日钦奉圣旨。

朱元璋对《道德经》的评介，可以看出皇帝本人极为推崇《道德经》。他认为此书的文字浅显，意思深奥。这样的放牛娃，能否用没有文化来贬低？

尽皆明理，其文浅而意奥。惟知斯经乃万物之至根，王者之上师，臣民之极宝。

让我们来看看放牛娃自己的文字功底如何？他说《道德经》：

其文之行用，若浓云霭群山之叠嶂，外虚而内实，貌态仿佛，其境又不然。架空谷以秀奇峰，使昔有崔峦，倏态成于幽壑。若不知其意，如入混沌鸿。

朱元璋收集了各种《道德经》注本，并结合自己的治国体会，把对《道德经》的理解一一写出，成为中国古代4位御注《道德经》的皇帝之一（另外3位皇帝分别是唐玄宗、宋徽宗及清世祖）。

在仔细阅读过朱元璋留下来的147首诗词之后，我们可以断定，他还是中国古代皇帝中少有的杰出诗人。

朱元璋在《周癫仙人传》写道：人们都说天下岂有神仙？神仙，看不见摸不着，都是妖妄耳。但皇帝最后又提醒说：

周癫仙之事，则又历历皆实，有不可尽以为诬者。要之天地间自有一种仙风道骨，但仙凡隔路，不可力致而强为也。

需要提及的是，吴沉，一位元、明两朝的国子博士，曾著书立说，说孔子被封王是非礼。于是，至嘉靖九年更定祀典，便改称孔子"大成至圣文宣王"为"至圣先师"，这孔子的"至圣先师"名号实际上是从明朝开始的。所以，后世儒生对明朝的创始人朱元璋极尽贬低之能事，做得不算厚道。

在朱元璋打下天下过程中，还有一位道士立下过汗马功劳，他就是刘基，字伯温，被明朝树为"渡江策士无双，开国文臣第一"。朱元璋大封功臣后，刘伯温请求告辞还乡，竭力洗尽铅华，表现得像一个不识字的老农，住在茅舍中，也不和地方官吏来往。他曾写过一首诗，向他的前辈张良致敬，诗中最后两句写道：

世上神仙亦何限，留侯辟谷应未晚。

于吉，为恶不须受恶报，为善反而会遭恶报

于吉是东吴本土上的一名道士，在江湖上闯荡了几十年，凭借着一手好医术，治愈了很多人的疾病，但他为病人治病却不看重钱财，在世人眼里简直就是个大善人。

一次，吴主孙策在城门楼上集会他的将领，大宴宾客，这时于吉也恰好来到门楼之下，他盛装执杖，周围聚集了很多人，对他恭敬礼拜。这种情形也吸引了楼上的人，一时间有三分之二的宾客也纷纷离开了席位到楼下去礼拜于吉，宴会的主持大声呵斥也没能禁止住。这让孙策十分恼怒，于是他下令把于吉抓捕入牢中，起心杀之。

于吉的一些妇女信众就去找孙策的母亲，希望她能救下于吉。孙策的母亲对孙策说："于吉给我们的军队做了很多好事功德，他救护了许多将士，你不可以杀他。"同时，也有许多大将联名为于吉求情，但反而使孙策下定决心杀掉于吉。

于吉为后世留下一部170卷的《太平经》。《太平经》一书以"太平"为题,追求天地人的和谐之美,具体言之就是"太平之气"。其将天下不得太平之气的状态称为"病",这种天地人之"病"又具体表现为"人之病"与"天地之病"两种,如人的脏腑受损、精神不调、言行失当,又如病虫害、风不调、雨不顺等。甚至认为,天地病与人病的关系其实也是一种病。

从中国民间粗糙的"报应"观念中,《太平经》发展出"承负"之说,解释为何为恶不须受恶报,为善反而会遭恶报,而个人的"善恶承负"取决于先人的功过。先人有功,人行恶还可得善,但人的行恶会流及子孙;而先人有过,人行善反得恶,是躲不掉的,但子孙会得善报。同时,《太平经》的"承负"不仅包含着生命伦理,还包含着社会伦理以及环境伦理,其中的智慧仍然是中国今天可以贡献给世界的独特思想。这比起佛家的"因果"之说,更加系统一些,相同点少,不同点多。

《太平经》中所提倡的炼养方法中,辟谷是非常重要的环节。书中对于人们吃什么就会获得什么,也与孔子跟家里人所讲的基本类似:

> 是故食者命有期,不食者与神谋。食气者神明达,不饮不食与天地相卒也。

在《太平经》里还有更深入的对话:

> 问曰:上中下得道度世者,何食之乎?

答曰：上第一者食风气，第二者食药味，第三者少食裁通其肠胃。

在其《不食长生法》中讲述了辟谷期间的饥饿感受和最后的效果：

比欲不食，先以导命之方居前，因以留气。服气药之后，三日小饥，七日微饥，十日之外，为小成无惑矣，已死去就生也。

辟谷前要先服食以滋补元气。"服气药之后"，3日内感到有点饥饿，7日内更饿一点，10日之后就初步适应，疑虑不安也去掉了，身体机能已经唤醒重启。书中还讲明了辟谷不是什么都不吃，是慢慢减食，少食；不吃通常之食物，至于"特殊"食物还需要吃等具体步骤和建议。

《太平经》是中国第一部重要的道教经典，认为辟谷是道也。从个人而言：

令人病悉除去，颜色更好，无所禁防。古者得道老者，皆由不食。

从国家而言：

此乃富国存民之道，助国家养民，助天地食主。

彭祖，长生之道不仅被禁传，人还要被追杀

《抱朴子》记载，三国吴道士石春，在行气为人治病时，常一月或百日不食，这与得到方瞳道长点化的张拱一样。吴景帝听说后非常怀疑，一般人也只能用大脑怀疑而已，但皇帝却可以用士兵来怀疑，把石春关了一年多。这种做法与朱元璋对曾帮助过自己的周癫所做如出一辙：

> 乃召取镍闭，令人备守之。春但求三二升水，如此一年余，春颜色更鲜悦，气力如故。

手中有权力可以随时调用，如果手中再有笔墨，还可以点评上几笔。曹植就曾这样做过，他同时动用了两者。曹植以亲自陪睡的方式进行了全程监督，最后还给出了辟谷（绝谷）只可以疗疾和不怕饿死的"差评"：

> 余尝试郤俭绝谷百日，躬与之寝处，行步起居自若也。夫人不食七日则死，而俭乃如是。然不必益寿，可以疗疾而不惮饥馑焉。

对于与众不同或己所不能的事情，试试功夫，考考水平，这也是世人的常理，这至多像是把站在街头看把戏变成了坐在私家剧场看演出一样。但如果只是这样，恐怕也没什么大不了的，怕的是动不动要杀头。

左慈，道号乌角先生，《后汉书》说他少有神道。葛洪真人说，左慈是葛玄的师父，并传有《太清丹经》三卷，及《九鼎丹经》《金液丹

经》各一卷；葛洪真人也说他能够役使鬼神，会变化，能辟谷。曹植在《辩道论》中说他擅长房中术。据说他是刘备爱将赵云的师父，精通奇门遁甲。

曹操像吴景帝对待石春一样，先把左慈召了去，再关在一个石屋里，派人监视，一年没给他饭吃，过了一年才把他放出来，见他仍是原来的模样。曹操认为世上的人没有不吃饭的道理，左慈竟然一年不吃饭，一定是妖邪的旁门左道，非要杀掉他。

曹操一起杀左慈的念头，左慈就知道了，就向曹操请求放他一条老命，让他回家。曹操说："为什么如此急着走呢？"左慈说："你要杀我，所以我请求你放我走。"曹操很要脸地说："哪里哪里，我怎么会杀你呢。既然你有高洁的志向，我就不强留你了。"

后来有人在荆州看见了左慈，当时荆州刺史刘表也认为左慈惑乱人心，同样打算将他抓住杀掉。

孙策杀了于吉后，又想杀左慈，据说孙策曾有一次想从后面给他一刀。左慈穿着木屐拿着个竹杖慢慢地走，孙策在后面手持兵器追赶却总也追不上，这才知道左慈有道术，不敢再杀他。

如果说，于吉被杀是因他盛装执杖，过于招

摇，另外又有治国方略的著作《太平经》传达了天下平等的理想社会有可能获得民心，让掌权者有所忌惮而招致杀身之祸。可是只想好好活到不死的彭祖却也曾遇过来自皇家的追杀令，而且这位当家的君王还曾受益于他。

那个被派来的女官从彭祖那里得到了长生之道，回去后教给殷王。殷王试了一下很灵验，就想秘而不宣，并下了命令说谁要敢传扬彭祖的道术就杀头，最后干脆还想杀彭祖以使他的道术失传。彭祖知道以后就走掉了，也不知去了哪里。殷王不要脸地坚持按彭祖的道术修炼，活了300多岁，气力还像50岁的人一样强壮。后来由于他得了一个妖冶的女子郑氏，骄奢淫逸，终于失了道行而死。

这是一种奇特的历史现象，我们暂且将其称为"殷王现象"吧。汉武帝内心对仙道文化极为认同并身体力行，但在国家文化和教育上，却推行"**罢黜百家，独尊儒术**"。朱元璋曾在批注中极力赞扬《道德经》，却全力推行朱熹改造原儒家学说所形成的理学，实行"**罢黜百家，独尊理学**"。从明朝始，将自汉唐以来举国诵读和学习老子《道德经》与《易经》的教育内容，从童蒙少年教育当中彻底废除了。开始只诵读修习朱熹和"二程"（即程颢和程颐）编辑的"四书"，并且只有按照老八股做文章，才能当秀才、当进士、中榜眼、得状元，成为国家遴选的人才。

这种民族教育影响了我们伟大的民族将近600年。如果儒家的春秋大一统思想，曾导致历代统治者做出了某些时代的最优选择，那么今天的全球化泛滥时，面对着多元化的需求和极端对立的意识形态冲突，我们又该如何选择呢？我们能为这样的世界贡献什么样的智慧呢？

第十二章

我在众妙之门,等你复归其根

佛门有所谓的扫地僧，道门也有一位箍桶匠

内丹南宗的传统是大隐混俗，讲究内在的功夫，并不提倡弃绝人伦、出家离世，也不想与众不同、招摇过市。认为一条鱼如果想与其他一群鱼不一样，舍水登岸，则自寻死路；或像一只虎，如果要与其他一群虎不一样，舍山入市，则变成家畜了。

所以，假如你在广东惠州看到一位衣衫褴褛、尘垢遍身、终日饮酒、吟诗歌咏、出口成章的老人家，正蹲在热闹街边，手拿一把斧头为人修理水桶、马桶，很可能他就是一位身怀绝技的高人。或许扫地僧名不见经传，但这位箍桶匠却是承上启下、继往开来的南宗四祖陈楠。

陈楠写过《箍桶颂》一诗，名为咏物，实为修炼。

有漏教无漏，如何水泄通。

既能圆密了，内外一真空。

陈楠不仅箍桶合格，医术同样高明，经常用泥土掺和着符水，捏成小丸救人治病，无不灵验，时人称他为陈泥丸，后人也喜欢称他为陈泥丸。

陈泥丸兼修雷法，将内炼金丹与外用符箓合而为一，据说能够役使鬼神、伏魔降妖、呼召风雨、祈止旱涝。自陈泥丸开始，南宗开始内丹与雷

法并传，并兴盛于南宋、金、元时期。雷法体系在道门中被认为是太上老君创造，祖天师张道陵发扬光大，后经由历代天师和道教理论家的逐渐完善，盛行天下，曾一度雄踞万法之首，成为道教法术的最高代表。

雷法修炼的思想基础是天人感应论，认为人身是小天地小宇宙，与大天地大宇宙同形、同构、同律，皆为道所生，皆由气所化。认为人体的一己之气是跟天地之气相互感通的，人若能控制自己体内的一己之气，也就能把握雷机，招致雷电。

那么如何控制自己体内的一己之气呢？雷法强调以内丹修炼为本，以符箓咒法为用，所以就需要修炼内丹功夫，就要存思存神，就要排除各种妄念和杂念，以纯净无染的状态来感通外在的宇宙。

历代都有丹道大家认为辟谷在丹成之后的验证中，属于最高级的无为法，那么辟谷究竟能否成为修道学仙的有为法门呢？陈泥丸写的一首《望江南》词讲明了此中的关系，也讲明了内丹修成之后，人进入了可以与外在宇宙感通的焕然一新状态。词中写的"却粒"就是辟谷，"却粒着其能"是说，辟谷可以帮助人修炼到胎息状态，以及炼气化神的神凝成丹状态：

形秀日，七转任飞腾。幽静深岩图宴坐，息无来往气坚凝。却粒着其能。

生成火，返本气澄清。九候浴时开地户，月中取火日求冰。五内换重新。

屠呦呦、箍桶匠与"隔壁老王"

2015年,中国女科学家屠呦呦获得年度诺贝尔生理医学奖,理由是她发现了青蒿素。屠呦呦是第一位获得诺贝尔科学奖项的中国本土科学家,以及第一位获得诺贝尔生理医学奖的华人科学家。

屠呦呦是伟大的,她说:"我还要感谢一个中国科学家——东晋时期有名的医生葛洪先生,他是世界预防医学的介导者。"她在获奖感言中非常详细地列举:"葛洪精晓医学和药物学,一生著作宏富,自谓有《内篇》20卷,《外篇》50卷,《碑颂诗赋》百卷,《军书檄移章表笺记》30卷,《神仙传》10卷,《隐逸传》10卷,又抄五经七史百家之言、兵事方技短杂奇要310卷,另有《金匮药方》百卷,《肘后备急方》4卷。"

她非常真诚地表达了内心感激和讲述了来龙去脉:"当年,每每遇到研究困境时,我就一遍又一遍温习中医古籍,正是葛洪《肘后备急方》有关'青蒿一握,以水二升渍,绞取汁,尽服之'的截疟记载，给了我灵感和启发，使我联想到提取过程可能需要避免高温，由此改用低沸点溶剂的提取方法，并最终突破了科研瓶颈。"

屠呦呦发出的感叹，值得中国人思考："只叹生不逢时，如果东晋时期就有诺贝尔奖的话，我想，葛洪应该是中国第一个获此殊荣的医者。"

第二年，即2016年，日本分子细胞生物学家大隅良典，因"在细胞自噬机制方面的发现"，证明了生物蛋白质在体内被分解、再利用的"自噬性"机能，获得了诺贝尔生理学或医学奖。

道教南宗四祖、箍桶匠出身、活了160多岁的陈泥丸曾写过一组共计100首《金丹诗诀》，其中第61首：

宫中眼底火星飞，雷电掀翻白雪垂。

身里漏声闻滴滴，三尸精血可充饥。

这首丹诗在800年前就揭示了大隅良典"在细胞自噬机制方面的发现"，这个发现不过是用所谓科学方法再一次证明了古老辟谷术在人体内部发生作用的神奇机制。

白玉蟾问：这辈子是否有缘修成金丹不死之身？

陈泥丸的单传弟子是大名鼎鼎的海南白玉蟾，在一篇文章中他回忆道，一个风清月明的寂静之夜，他突然陷入了深深思考，自从自己年少时求学于陈泥丸，不知不觉9年过去了。这时间过得太快了，无常生死，也许同样很快就到了。想想这些，他身体汗毛直竖，鸡皮疙瘩一地。于是他赶紧去给师父陈泥丸磕了一个头，大胆问了一个千万天下人都在想的问题：自己这辈子是否有缘修成金丹不死之身？

陈泥丸给出了一个千万天下人听了都会高兴的回答："别说你啦，只要是人就行！"白玉蟾马上追问道："谢谢师父！求师父再点化一下，修仙有几门？炼丹有几法？"

与钟离权和吕洞宾相同，陈泥丸也说炼丹有三成。但与钟、吕把修仙分成五等不同，他说修仙有三等，正好与三种丹法相对应。

夫天仙之道，能变化飞升也，上士可以学之。上品丹法，以精神魂魄意为药材，以行住处卧为火候，以清静自然为运用，这种丹法需要十个月炼成。

夫水仙之道，能出入隐显者也，中士可以学之。中品丹法，以心肝脾肺肾为药材，以年月日时为火候，以抱元守一为运用，这种丹法需要三年修成。

夫地仙之道，能留形住世也，庶士可以学之。下品丹法，以精血髓气液为药材，以闭咽搐摩为火候，以存思升降为运用。这种丹法需要九年炼就。

白玉蟾为千万天下人接着问："我相信只要在师父点拨下之下勤修苦练，一定可以得道成仙；如果有了师父的点拨却不珍惜不勤奋，终将死成一个鬼。但徒弟我还想了解，我如何知道自己修丹已成，成了神仙呢？"

修道学仙的好处，从来没有像陈泥九说得这么明白这么全面了：

初修丹时，神清气爽，身心和畅，宿疾普消，更无梦昧，百日不食，饮酒不醉，到此地位，赤血换为白血，阴气炼成阳气，身如火热，行步如飞，口中可以干汞，吹气可以炙肉，对境无心，如如不动，役使鬼神，呼召雷雨，耳闻九天，目视万里，遍体纯阳，金筋玉骨，阳神现形，出入自然，此乃长生不死之道毕矣。

白玉蟾说："师父，我太开心了！天下学仙的人遇不到明师，遇到了也不求教；被指教了也不勤奋，乃至老了赴死于九泉之下，看起来很不甘心，但这不正是他自己的选择吗？太悲哀了！"

陈泥丸说出了金丹初成时，可以达到"百日不食"的自然辟谷状态。在他留下的《紫庭经》中，他再次表达这种神仙级别的辟谷功夫：

工夫如此譬似闲，药不远兮采不难。
谁知火候万丈红，烧杀三尸玉炉寒。
丹田亦能生紫芝，黄庭又以生红糭。
红糭一餐永不饥，紫芝一服常童颜。
满身浑是白乳花，金筋玉骨老不昏。
功成行满鹤来至，一举便要登云端。

曾国藩，时时刻刻就像在养病时一样保养自己的身体

小智徇声荣，达人志江海。

咄咄张子房，身名大自在。

信美齐与梁，几人饱鲭鲊。

留邑兹岩疆，亮无怀璧罪。

国仇亦已偿，不退当何待！

郁郁紫柏山，英风渺千载。

遗踪今则无，仙者岂无给！

竭来瞻庙庭，万山雪皑皑。

曾国藩剿灭太平天国之后，主动裁撤湘军，交出兵权，才换来曾家的安宁和富贵。这首《留侯庙》是曾国藩写的一首诗，表达了他对张良是有共鸣的，学习"留侯"也是他的人生选择题的唯一答案。

曾国藩16岁中秀才，24岁中举人，28岁中进士，饱尝了"十载寒窗无人问"的艰辛与孤寂，使他常常"耳鸣不止，稍稍用心，便觉劳顿"。后来由于他承担的事情愈来愈繁重，此病竟成了困扰他一生的痼疾。在30岁时，曾国藩大病一场，病愈后，他在诗中写道"艰苦新尝试保身"，在以后的战乱岁月里，他却开始对养生之道进行深入探究。

养生之道，以君逸臣劳四字为要。省思虑，除烦恼，君逸之谓也；行步常勤，筋骨常动，臣劳之谓也。

养生之道，当于"食眠"二字悉心体验。食即平日饭菜，但食之甘美，即胜于珍药也。眠亦不在多寝，但实得神凝梦甜，即片刻亦是摄生矣。

曾国藩每日反省自己的过失，包括反省不利于自己健康的行为，督促自己注重健身活动。每天"不拘何时，静坐四刻（一个小时）"，坚持睡前洗脚，并发誓每次餐后都要步行一千步：

眠食有恒及洗脚二事，星冈公行之四十余年，余亦学行七年矣。饭菜后三千步近日试行，自矢永不间断。

曾国藩在自己的家中悬挂着"养生以少恼怒为本"的堂匾，时刻提醒自己。

"治心当以'广大'二字为药""治身当以'不药'二字为药"。

他所说的"不药"，就是病了不要过于相信医学。曾国藩自小受祖父"不信医"训诫的影响，认为：

>保养之法，亦惟在慎饮食，断不在多服药也。药虽有利，害亦随之，不可轻服。

晚年，由于他在政治上崇尚无为，所以养生观也崇尚无为。他在寄给儿子的信中说：

>尔虽体弱多病，然只宜清静调养，不可妄施攻治。

这可能代表着当时上流社会的普遍认知。中国四大名著之一的《红楼梦》也透露过清朝大户人家的秘密传承，即不会轻易用药，首选是辟谷（净饿）：

>这贾宅的秘法，无论上下，只略有伤风咳嗽，总以净饿为主，次则服药调养。

早年，曾国藩踏入官场不久就把他爹从湖南老家接到了北京，也好让老人家享享福，风光一下。可过了没多久，他爹就不肯住了。回老家之后，还给曾国藩写了一封信，给了他三个忠告："节劳、节欲、节饮食，时时当作养病。"

曾国藩看了他爹的信之后，当时就脸红了。这"三节"其实就是"三戒"，虽然只是三戒，不是八戒，也说明曾国藩身上有些缺点，是连他爹也看不下去的。

时时刻刻就像在养病时一样保养自己的身体，因为只有一种人真正关心自己的健康，那就是病人。

曾国藩，早餐从来不吃菜，每天一个无盐餐

初服气之士，未可便思玄珠，但且三年淡食。

五更三十六咽，津气相连，渐渐少食，所食淡食去盐醋冷热之物。

这两句都引自许逊真人的著作《灵剑子》，针对服气之士在刚开始修习时，不要想着炼内丹（玄珠），但需要有3年以上的"缺盐少醋"的"淡食"和"少食"生活。

看到家中后辈身体都很虚弱……曾以养生宜事劝诸儿辈：一曰饭后千步，一曰将睡洗脚，一曰习射有常时（射足以习威仪，强筋骨，子弟宜多习），一曰黎明吃白饭一碗，不沾点菜。

这是曾国藩写给家人的信，记载了他每天的养生经。与众不同的是，每天早餐都是"无盐餐"，这与当今流行的"早餐要吃好"的西方营养学理念完全不同。

一项多国联合研究证明，引起人们对盐与健康

之间关系的重视：每天如果能吃一顿"无盐餐"，则可减少罹患慢性疾病的风险。

盐可以帮助调节人体水分平衡和酸碱平衡，但是，过多的盐不仅会增加肾脏的负担，甚至增加罹患胃癌的风险。若长期过量食用盐容易导致高血压、动脉硬化、心肌梗死、中风、肾脏病和白内障发生，并导致认知障碍即智力下降。对女士来说，吃过多的盐还易加剧浮肿、皮肤暗斑发黑、头痛和经前期不适等问题。

按世界卫生组织和《中国居民膳食指南2016》的建议，每天吃盐6克以下最为理想。但由于社交聚餐或工作用餐等外部原因，人们很难自主控制每日食盐量。中国营养学会的2019年数据称："目前我国成人平均每天盐摄入量为10.5克。"也就是说，中国人的食盐量平均超标75%。不妨每周设定一个"无盐日"，或者每天早上来一次"无盐餐"。

辟谷，也是无盐餐，也是无盐日，也是无盐周。辟谷，既减少了食盐的摄入，也加速体内原存食盐的代谢。

曾国藩因早年身体虚弱，自我警醒，所以一生注重养生，还倡导每日的无盐早餐。但是他活的寿命并不算很长，只有62岁。这是否与没有修习服气有关呢？在他的文集中并未找到有关资料。

其实，世上只有两种人，一种是凡僧，另一种是圣僧

明代有个名字好似网名一样的和尚叫石头如愚，他写的一首诗《虞僧儒辟谷灵隐山赋寄》，把世间的人只分成了两种：凡僧和圣僧。

不饭凡僧饭圣僧，若为辟谷碧山层。

洞云溪水皆相食，却道人间饱爱憎。

凡僧，谓未证道的僧人，对证道的圣僧而言。也许凡僧选择的是人间烟火，"不饭"才是他证道的法门。也许圣僧选择的是"洞云溪水"，"饭"不过是道用人情而已。他们都深深晓得，"饭"与"不饭"都是充溢人间的爱与憎的替代品。

因此，我们都因情而来，因爱而生，难免不老去！8000年前华胥国里，整个国家似乎并没有国君，也从来没有高低贵贱之分，人们对什么都不热衷，不爱不恨，不亲不疏，自然也就无所谓生与

死,所以那里的人不会老去。

  苏辙却在《广福僧智昕西归》诗中写道:

   悟老非凡僧,瓦砾化金银。

李贺,"天若有情天亦老"

《三辅黄图》是中国地理学发展史上重要的地理名著,对于研究西汉都城长安以及秦都咸阳,更具有无与伦比的史料价值。书中记载了:

> 神明台,武帝造,上有承露盘,有铜仙人舒掌捧铜盘玉杯以承云表之露,以露和玉屑服之,以求仙道。

金铜仙人是汉武帝刘彻在长安附近自己的陵墓边上建造的,"高二十丈,大十围"(《三辅故事》),异常雄伟。233年,在洛阳当皇帝的魏明帝,要把它拆离汉宫,运往洛阳。《三国志》裴松之注引习凿齿《汉晋春秋》说:

> 帝徙盘,盘折,声闻数十里,金狄(即铜人)或泣,因留于霸城。

魏明帝的爷爷是曹操,曾写过一首《秋胡行》的诗,发出了人生短暂的感叹,诗中的伯阳是老子的字,而赤松即赤松子,王乔即王子乔,两位都是上古时代有名的仙人:

> 天地何长久？人道居之短。世言伯阳，殊不知老。赤松王乔，亦云得道。

曹操的意思是天不荒地也不老，人却活得如此短少，为什么不能像老子、赤松、王乔他们一样得道长生呢？

"诗鬼"李贺（字长吉）是继屈原、李白之后，中国文学史上又一位浪漫主义大诗人。他创作的诗文为"鬼仙之辞"，有"太白仙才，长吉鬼才"之说。李贺是唐高祖李渊的叔父李亮（大郑王）后裔，因父亲名晋肃（"晋""进"同音），不得参加进士科考试，堵塞了仕进之路，仅做过几年奉礼郎（负责宗庙祭祀司仪一类事务的从九品小官）。

他只活到27岁，却写下了千古绝唱《金铜仙人辞汉歌》：

> 衰兰送客咸阳道，天若有情天亦老。

李贺的人生和李贺的诗歌实际上都对曹操提出的以及后世所有此类的问题给出的一致答案。

辟谷，就像一位从历史的暗处走出的美人

汉武帝雄才大略、文治武功，"罢黜百家，独尊儒术"，沟通历史上著名的丝绸之路，使汉朝成为当时世界上最强大的国家，他也因此成为中国历史上伟大的皇帝之一。他建造的金铜仙人是大汉王朝由昌盛到衰亡的见证者，只是仙人所捧露盘接来的露水，和着玉屑，并没有让伟大的皇帝长生不老。

汉武帝不但是一个伟大的皇帝，也是一位杰出的诗人。他在《秋风辞》中说：

欢乐极兮哀情多，少壮几时兮奈老何？

除历来为人们所称道的《秋风辞》外，还有一些诗作留存下来，为诗论家所推崇。其中《李夫人歌》是皇帝写给自己逝去的心爱女人的诗。有一天夜晚，他站在暗处，朦胧中仿佛看见自己日思夜念的李夫人：

是邪非邪？立而望之。

偏何姗姗其来迟。

辟谷，就像一位从历史的暗处走出的美人，我们想亲近她，却为何又不敢走近她？

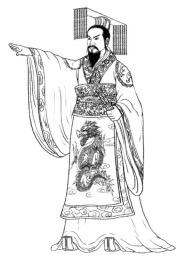

汉武帝画像

人生贫病两大苦,

恰好且战且学仙。

——仙鹤子《道德经行》

后记

谷神不死,
拥抱无止无终

虽然"朱学"在后世正式成为元明清三代官学，被称为"理学"，其对儒教世界的影响，对中国文化的深刻塑造，可与托马斯·阿奎那对基督教世界的影响相比。但就在朱熹有生之年，在他还有5年时间就告别这个他曾一心想要拯救的世界之前，"朱学"却被斥为"伪学"，朱熹被斥为"伪师"，学生被斥为"伪徒"，翻译成现在的语言就是"大骗子"以及"一帮脑残"。朱熹亲自上表认罪，表示要悔过自新，说"草茅贱士，章句腐儒，唯知伪学之传，岂适明时之用"。一代大儒，斯文扫地。

"伪科学"翻译成古代话，就是"伪学"。"伪学"与"伪科学"动辄祭出，杀气横扫，沦为攻讦暴行。有些人珍视的东西，另一些人必然会抵制，这才是多元斑斓的世界，有趣好玩的人生。只是常常被有意或无意发挥成娱乐性批评和嗓门大赛，纵情于践踏，满足于聪明，却偏偏丢掉了善良与友爱。爱本是灵魂的食物，灵魂一直挨饿。我们身体是富贵病，我们心理却是贫穷病。

王阳明病逝于一艘回乡的船中，临终之际，弟子问他有何遗言，他说："此心光明，亦复何言！"比朱熹幸运的是，他走得算早，没有活受罪。朱熹70岁离世，而王阳明却只活了57岁。在王阳明逝世的当年，正所谓尸骨未寒，王朝就将他试图力挽狂澜，拯救人心乃发明的"身心之学"，即"王学"定为"伪学"，并禁止天下学子讲习。

科学是从对象上找理，而心学则是从心上找理。从心上下手的学问，毫无疑问，比较容易被认定为"伪学"。朱熹逝后9年就获得了平反，而王阳明逝后30年朝廷才最终恢复了他的爵位，准许传播他的学说，"王学"从此才被称为"心学"。因为人人都可以成为圣人，所以，阳明心学成为一股巨大的思想潮流遍及海内。心学所及之地，上至高官学者、下至贩夫走卒，人人皆畅谈心学。阳明心学对500年的东亚世界产生重大影响，近代日本的明治维新和中国的辛亥革命，都吸收了阳明心学中的思想资源。

2015年"两会"期间，习近平说，王阳明的心学正是中国传统文化中的精华，是增强中国人文化自信的切入点之一。

20世纪中叶，科学哲学家卡尔·波普尔提出可证伪性（falsifiability）是区分科学与非科学的标准。比如：上帝创造了宇宙（God created the universe）。并不是所有人都应该信仰科学教，科学只是一种学科而已，还有其他构成人类文明的许多学科，这些学科只是非科学而已，没有义务经受所谓科学的把关，科学不是上帝，也不是阎王。波普尔有一句名言："科学经常是错的，而非科学倒有时是对的。"

每个人都活在既不是真实，也不是虚无，而是自我认知的世界。佛教谓能生一切善法的五种根本法，即信根，精进根，念根，定根，慧根；朱熹主张"既疑且信"，儒家做学问有五大程序："博学之，审问之，慎思之，明辨之，笃行之。"都只是告诉世人要改变认知后去行动，但殊不知更为强大的创造力是通过行动而产生的。认知改变行动，行动也可以改变认知。这就是少数人的使命，这也是先贤们"述而不作，行而立言"的真相。

原有体系之内的为知识，体系边界之外的为见识。是否有失效的边界？答案是：任何一个价值网络都存在失效的边界，包括《辟谷简史》所描述的辟谷和所阐明的观点。《道德经》说："大成若缺，其用不弊；大盈若冲，其用不穷。"我们所要做的是，把自己打造成一个通道状态，去与世界沟通。文献知识装进了大脑，只会让自我变得强大；内在智慧流动在心田，能够使自性得到滋养。

自从中国政府在2016年10月25日正式颁布了《2030健康中国规划纲要》至2019年7月9日、11日、13日连续密集发布相关实施办法，并提出16项考核指标后，大旗树起，健康的人做健康的事，各方力量都积极行动起来。对辟谷现象的深入研究有利于建立国人普遍缺乏的"饮食信仰"，将有助于解决肆意危害的食品安全问题；对辟谷实践的全面推广有利防治不断侵害人体的各类疾病，以及对地球的生态祸害。

如果需要换一种具有时代感的表达，又该如何给辟谷重新下定义呢？这个曾在本书的开始时出现过的提问，不知现在是否具有了一个大致轮廓？每一位读者是否都有了一个自己的答案？如果要我给一个定义的话，辟谷是致力于升级生命状态，探索生命的真相，验证内在本自具足的高维实践。辟谷，或许是人类危机的自我救赎之道。

"诗仙"李白有诗："我辈不作乐，但为后代悲。" 我们的文明既是天人合一的，也是福延子孙的。追求快乐并不是一件个人的事情，藏在心底就可以了，人类需要群策群力才能让大众包括自己幸福快乐，人类需要共生共存才能拥抱这个不确定的时代。辟谷是通过自律达到的自足，你越是享受生活，你就会吃得越少，一个真正快乐的人不需要吃得太多；辟谷是这个时代的祈祷，既非让你不吃，也非让你去吃；辟谷，是一种静心与内观：好好去生活吧，认真吃每一口饭，你既不会多吃，也不会少吃。

庚子鼠年春分日
北京北花园高碑店　大家仙境

附录一：书中人物简介索引
按拼音顺序先后排列

B

白居易（772—846），字乐天，号香山居士，又号醉吟先生。祖籍山西太原，生于河南新郑。唐代伟大的现实主义诗人，唐代三大诗人之一，有"诗魔"和"诗王"之称。官至翰林学士、左赞善大夫，著有《白氏长庆集》，代表诗作《长恨歌》《卖炭翁》《琵琶行》等，驻世75年。

宝掌和尚（前414—前657），印度人。世称宝掌千岁和尚、千岁宝掌。因出生时，左手握拳，至七岁剃发始展掌，故取名宝掌，传说驻世千岁。

白玉蟾（1134—1229），原名葛长庚，字白叟、如晦、以阅、众甫，号海琼子、海蟾、云外子、琼山道人、海南翁、武夷翁，世称紫清先生。北宋琼管安抚司（今海南省）人，创立道教南宗宗派。为皇帝讲道，被封为紫清明道真人，著有《海琼集》《金华冲碧丹经秘旨》《海琼白真人语录》《罗浮山志》《海琼白玉蟾先生文集》《道德宝章》（又称《老子注》）等，驻世96年。

百丈禅师（约720—814），百丈怀海禅师，唐代禅宗高僧。本姓王，俗名木尊，福建长乐人，禅宗丛林清规之制定者。因其后半生常住于洪州百丈山（江西奉新），故世称"百丈禅师"，是续慧能大师后又一佛门大德，著有《百丈怀海禅师语录》《百丈怀海禅师广录》，驻世97年。

C

曹植（192—232），字子建，沛国谯县（今安徽亳州）人，曾为陈王，去世后谥号"思"，因此又称陈思王。三国时期著名文学家，建安文学的代表人物之一，著有《洛神赋》《白马篇》《七哀诗》等，今存《曹子建集》为宋人所编，驻世41年

陈泥丸（生年不详—1213），陈楠，字南木，号翠虚子，又号陈泥丸，金丹派南宗徒裔尊为"南五祖"之一。四祖陈楠著作《翠虚篇》《翠虚妙悟全集》，据传驻世160年以上。

赤松子（生卒年不详），又名赤诵子，号左圣。前承炎黄，后启尧舜，奠定华夏万世基业的中华帝师。

陈造（1133—1203），字唐卿，江苏高邮人（今属江苏金湖闵桥镇）。人称"淮南夫子"，自号江湖长翁。中进士，安抚司参议，转辗州县幕僚，撰《芹宫讲古》。自号江湖长翁，驻世71年。

陈抟（871—989），字图南，号扶摇子，赐号"白云先生""希夷先生"，号"峨眉真人"，亳州真源（或云普州崇龛）人。北宋著名的道家学者、养生家，尊奉黄老之学，赐号"清虚处士""白云先生""希夷先生"。著有《胎息诀》《指玄篇》《观空篇》《麻衣道者正易心法注》《易龙图序》《太极阴阳说》《太极图》《先天方圆图》《三峰寓言》《高阳集》《钓潭集》，驻世119年。

陈撄宁（1880—1969），原名元善、志祥，后改名撄宁，字子修，号撄宁子，安徽怀宁人，中国近现代道教领袖人物，仙学创始人，有"仙学巨子"之誉。任中国道教协会会长，道教界敬誉其为"当代的太上老君"。著有《黄庭经讲义》《灵源大道歌白话注解》《道教起源》《教理概论》，驻世89年。

D

达摩（生年不详—536），南北朝禅僧，略称达摩或达磨，南印度人，民间常称其为达摩祖师，禅宗创始人。著有《少室六门》上下卷，包括《心经颂》《破相论》《二种入》《安心法门》《悟性论》《血脉论》6种，以及敦煌出土《达摩和尚绝观论》《释菩提达摩无心论》《南天竺菩提达摩禅师观门》，驻世150年。

杜光庭（850—933），字圣宾，号东瀛子，处州缙云（今属浙江）人，唐末五代时期高道。官至户部侍郎，赐号传真天师。著有《道德真经广圣义》《道门科范大全集》《广成集》《洞天福地岳渎名山记》《青城山记》《武夷山记》《西湖古迹事实》等，古代著名传奇小说《虬髯客传》相传系他所作，驻世84年。

F

范蠡（前536—前448），字少伯，华夏族，楚国宛地三户（今南阳淅川县滔河乡）人，化名姓为鸱夷子皮，自号"陶朱公"，春秋末期政治家、军事家、经济学家和道家学者。曾献策扶助越王勾践复国，楚学开拓者之一。被后人尊称为"商圣"，"南阳五圣"之一，著有《范蠡》二篇，今佚，驻世89年。

G

甘地（1869—1948），莫罕达斯·卡拉姆昌德，甘地尊称"圣雄甘地"，印度民族解放运动的领导人、印度国民大会党领袖。甘地是印度国父，也是非暴力抵抗的现代政治学说——甘地主义的创始人，他的"非暴力"的哲学思想，影响了全世界的民族主义者和争取能以和平变革的国际运动。著有《印度自治》《我体验真理的故事》等，驻世80年。

高濂（生于嘉靖初年，生卒年不详），字深甫，号瑞南道人，钱塘（今浙江杭州）人。明代著名戏曲作家、养生学家、藏书家，以戏曲名于世，曾任鸿胪寺官，后隐居西湖。著有剧本《玉簪记》《节孝记》，诗文集《雅尚斋诗草二集》《芳芷栖词》，养生著作《遵生八笺》另有《牡丹花谱》《兰谱》传世。

葛洪（1152—1237），初名伯虎，字容父，号蟠室，自称蟠室老人，浙江省东阳市南马镇葛府人，吕祖谦改其名为"洪"，谥号"端献"。宋淳熙十一年进士，历任国子祭酒、工部尚书、端明殿学士、参知政事、资政殿学士、提举洞霄宫、进位大学士。著有《抱朴子》《蟠室老人文集》《涉史随笔》，驻世86年。

葛玄（164—244），字孝先，号仙翁，吴丹阳郡句容县都乡吉阳里人，三国时期著名道士，道教灵宝派祖师，尊称葛天师、葛仙翁、太极仙翁。编撰《灵宝经诰》代表作品《三皇文》《五岳真形图》《太清》《九鼎》《金液》，驻世约81年。

广成子（上古黄帝时期，生卒年不详），道家人物，居住修行于崆峒山（甘肃省平凉市崆峒）的石室中，轩辕黄帝的授业恩师，故被尊称为"人皇帝师"，古代中国传说广成子驻世1200年。

鬼谷子（约前400—约前320），王氏，名诩，一作王禅，卫国朝歌（今河南鹤壁市淇县）人，因隐居云梦山鬼谷，故自称鬼谷先生。战国时期著名谋略家、纵横家的鼻祖，兵法集大成者，后人称其为"王禅老祖"。著有《鬼谷子》《本经阴符七术》《鬼谷子天髓灵文》等，驻世约81年。

郭璞（276—324），字景纯，河东郡闻喜县（今山西闻喜）人，两晋时期著名文学家、训诂学家、游仙诗祖师，词赋为"中兴之冠"；风水学鼻祖。追赠弘农太守，宋徽宗时追封闻喜伯，元顺帝时加封灵应侯。曾为《尔雅》《方言》《山海经》《穆天子传》《葬经》作注，驻世49年。

H

汉武帝（前156—前87），本名刘彻，别号刘彘、汉武帝，西汉第七位皇帝，政治家、文学家，死后谥号孝武皇帝，宣帝时上庙号世宗。著有《秋风辞》《瓠子歌》《天马歌》《悼李夫人赋》等，驻世70年。

汉钟离（168—256），姓钟离，名权，字云房，一字寂道，号正阳子，又号和谷子，汉咸阳人。东汉、魏晋时期人物，天下道教主流全真道祖师。因为原型为东汉大将，故又被称作汉钟离，官至大将军。全真道尊他为"正阳祖师"，后列为全真北宗第二祖，亦为道教传说中的八仙之一。元世祖尊其为正阳开悟传道真君，元武宗又尊其为正阳开悟传道重教帝君，驻世89年。

洪迈（1123—1202），字景庐，号容斋，又号野处，南宋饶州鄱阳（今江西省鄱阳县）人，官至翰林院学士、资政大夫、端明殿学士、宰执、封魏郡开国公、光禄大夫，谥"文敏"，南宋著名文学家。著有《容斋随笔》《夷坚志》，驻世80年。

弘一（1880—1942），李叔同，又名李息霜、李岸、李良，谱名文涛，幼名成蹊，学名广侯，字息霜，别号漱筒，著名音乐家、美术教育家、书法家、戏剧活动家，是中国话剧的开拓者之一。律宗第十一代世祖，法名演音，号弘一，晚号晚晴老人，后被人尊称为弘一法师。代表作品《送别》《南京大学校歌》《三宝歌》，驻世63年。

华胥氏（生卒年不详），华胥，也称华胥氏，风姓，故里陕西省西安市蓝田县华胥镇。中国上古时期华胥国女首领，她是伏羲和女娲的母亲，炎帝和黄帝的直系远祖，誉称为"人祖"，是中华文明的本源和母体，被中华民族尊奉为"始祖母"。华胥是华夏之根、民族之母，华胥文化是中华民族文化的源头。

黄帝（约前2717—前2599），姬姓，居轩辕之丘，号轩辕氏，建都于有熊，亦称有熊氏，也有人称之为"帝鸿氏"。史载黄帝因有土德之瑞，故号黄帝。古华夏部落联盟首领，中国远古时代华夏民族的共主。五帝之首，被尊为中华"人文初祖"，著有《黄帝内经》等，驻世约120年。

黄庭坚（1045—1105），字鲁直，号山谷道人、涪翁，洪州分宁（江西省九江市修水县）人，北宋著名文学家、书法家、江西诗派开山之祖。书法独树一格，为"宋四家"之一。著有《山谷词》，驻世61年。

黄遵宪（1848—1905），字公度，别署人境庐主人、观日道人、东海公、法时尚任斋主人、水苍雁红馆主人、布袋和尚、公之它、拜鹃人，出生于广东嘉应州，清朝著名爱国诗人、外交家、思想家、政治家、改革家、教育家、文学家、史学家、民俗学家。著有《人境庐诗草》《日本国志》《日本杂事诗》《己亥杂诗》《己亥续怀人诗》《朝鲜策略》《治法》《人境庐集外诗辑》《黄遵宪与日本友人笔谈遗稿》等，驻世58年。

J

贾岛（779—843），字阆（读láng）仙，人称"诗奴"，与孟郊共称"郊寒岛瘦"，唐代诗人，唐朝河北道幽州范阳县（今河北省涿州）人。早年出家为僧，号无本，自号"碣石山人"。著有诗文集《长江集》，驻世65年。

姜夔（1154—1221），字尧章，号白石道人，饶州鄱阳（今江西省鄱阳县）人，南宋文学家、音乐家。著有《白石道人诗集》《白石道人歌曲》《续书谱》《绛帖平》等，驻世68年。

姜子牙（约前1156—约前1017），姜姓，吕氏，名尚，字子牙，号飞熊，河内郡汲县人，中国古代杰出的政治家、军事家、韬略家，周朝开国元勋，商末周初兵学奠基人。西伯侯姬昌，拜为"太师"（武官名），尊称"太公望"。周武王即位后，尊为"师尚父"[1]，周国军事统帅，人称姜尚。辅佐武王消灭商纣，建立周朝，成为姜氏齐国的缔造者、齐文化的创始人，历代皇帝和文史典籍尊为兵家鼻祖、武圣、百家宗师。唐肃宗时期,追封为武成王,设立武庙祭祀。宋真宗时期,追谥昭烈。著有《六韬》又称《太公六韬》《太公兵法》《素书》,驻世140年。

K

孔安国(前156—前74)字子国,鲁国人,孔丘十世孙。官谏大夫,临淮太守。著有《古文尚书》《古文孝经传》《论语训解》等,驻世83年。

孔子(前551—前479),子姓,孔氏,名丘,字仲尼,鲁国陬邑(今山东曲阜)人,祖籍宋国(今河南),中国古代思想家、教育家,儒家学派创始人。在世时就被尊奉为"天纵之圣""天之木铎",更被后世统治者尊为孔圣人、至圣、至圣先师、大成至圣文宣王先师、万世师表,"世界十大文化名人"之首,修订六经(《诗》《书》《礼》《乐》《易》《春秋》)。去世后,其弟子及再传弟子把孔子及其弟子的言行语录和思想记录下来,整理编成《论语》,该书被奉为儒家经典,驻世72年。

寇谦之(365—448),字辅真,冯翊郡万年县(今陕西临潼)人,北朝时期道教代表人物与领袖,新天师道(北天师道)的改革者和代表人物,太武帝封之为国师。著有《云中音诵新科之戒》《录图真经》,驻世84年。

L

老子(前571—前471),姓李名耳,字聃,一字伯阳,或曰谥伯阳,楚国苦县春秋时期人,中国古代思想家、哲学家、文学家和史学家,道家学派创始人。在道教中被尊为始祖,称"太上老君",唐高宗封为"太上玄元皇帝",宋真宗加号"太上老君混元上德皇帝"。著有《道德经》,驻世约101年,又说160年。

李白(701—762),字太白,号青莲居士,又号"谪仙人",唐代伟大的浪漫主义诗人,被后人誉为"诗仙",著有《李太白集》,代表诗作《望庐山瀑布》《行路难》《蜀道难》《将进酒》《明堂赋》《早发白帝城》

等，驻世62年。

李泌（722—789），字长源，祖籍辽东郡襄平县（今辽宁辽阳），生于京兆府（今陕西西安），唐朝中期著名政治家、谋臣、学者。官至中书侍郎、同平章事，封邺县侯，世称"李邺侯"。获赠太子太傅。著有《李泌集》（今已佚）、《养和篇》《明心论》，驻世68年。

李道纯（宋末元初，生卒年不详），字元素，号清庵，别号"莹蟾子"，都梁（今湖南武冈）人，宋末元初著名道士，后人称其为内丹学中的中派。著有《护命经注》《大通经注》《洞古经注》《清静经注》《全真集玄秘要》《道德会元》《清庵莹蟾子语录》《中和集》《三天易髓》《周易尚占》等。

李涵虚（1806—1856），初名元植，字平泉，道后更名西月，字涵虚，号长乙山人。四川嘉定府人。继承陆西星、张三丰及全真派的炼养之道，自成一家，世目之为"西派"。著有《太上十三经注释》《无根树二注》《道窍谈》《三车秘旨》《文终经》《后天串述》《张三丰先生全集》（书题长乙山人，李西月重编）《老子真传》《三丰全书》《海山奇遇》《太上十三经注解》《三车秘旨》《道窍谈》《无根树注解》《九层炼心》《后天串述》等，驻世51年。

李贺（791—817），字长吉，河南府福昌县昌谷乡（今河南省宜阳县）人。唐朝中期浪漫主义诗人，"唐代三李"，后世称李昌谷。授奉礼郎，后人誉为"诗鬼"有"太白仙才，长吉鬼才"之说。中唐到晚唐诗风转变期的代表人物，著有《昌谷集》，驻世27年。

李鹏飞（生卒年不详），元代，著有《三元参赞延寿书》。

李筌（生卒年不详）号达观子，唐陇西（今甘肃境内）人，道家思想理论家，政治军事理论家，隐士，任江陵节度副使、御史中丞。著有《〈阴符经〉注疏》《骊山母传阴符玄义》《青囊括》《太白阴经》《中台志》《阃外春秋》《六壬大玉帐歌》《孙子注》。

李时珍（1518—1593），字东璧，晚年自号濒湖山人，湖北蕲春县蕲州镇东长街之瓦屑坝（今博士街）人，明代著名医药学家，与"医圣"万密斋齐名，后世尊为"药圣"。为楚王府奉祠正、皇家太医院判，明朝廷敕封为"文林郎"。著有《本草纲目》《奇经八脉考》《濒湖脉学》等。驻世76年。

莲花生（生卒年不详），出生于邬金国王族，摩揭陀国天护王时期，印度佛教史上最伟大的大成就者之一，藏传佛教的主要奠基者。藏王赤松德赞迎请入藏，成功创立了西藏第一座佛、法、僧三宝齐全的佛教寺院——桑耶寺。创建显密经院及密宗道场，奠定了西藏佛教的基础，宁玛派祖师，通称贝玛迥乃（莲花生），著有《度亡经》。

梁武帝（464—549），本名萧衍，字叔达，小字练儿，出生于秣陵县（今江苏省南京市）。南北朝时期梁朝的建立者，谥号武皇帝，庙号高祖，葬于修陵。"竟陵八友"之一，曾钦令编《通史》六并亲自撰写赞序。著有《涅槃》《大品》《净名》《大义》等，世寿86年。

列子（约前450—前375），名寇，又名御寇，亦作圄寇，号冲虚真人。东周战国时期郑国圃田（今河南省郑州市）人，道家代表人物，先秦天下十豪之一，中国古代道学者、思想家、哲学家、文学家、教育家，创立了先秦哲学学派贵虚学派（列子学）。宣和元年诏封为"致虚观妙真君"，配享混元皇帝，著有《列子》，驻世约76年。

刘安（前179—前122），字号公干，沛郡丰县（今江苏徐州丰县）人，封淮南王，生于淮南（今安徽淮南），封淮南王。西汉时期文学家、古琴演奏家、发明家。著有《离骚传》《淮南子》（亦称《鸿烈》）《淮南万毕术》，驻世58年。

刘海蟾（生卒年不详），名操，字宗成，又字昭远，号海蟾子，五代燕山（今北京西南宛平）人，全真派道教北五祖之一，中国民间信奉的准财神，也是九路财神之一。中甲科进士，事五代燕主刘守光，官至丞相，元世祖封其为"海蟾明悟弘道真君"，元武宗加封为"海蟾明悟弘道纯佑帝君"，著作《还金篇》《黄帝阴符经集解》《金丹歌》。

柳华阳（1736—卒年不详），洪都（今江西南昌）之乡人，著有《慧命经》《金仙正论》。

刘禹锡（772—842），字梦得，河南洛阳人，自称"家本荥上，唐朝时期大臣、文学家、哲学家，有"诗豪"之称。进士及第，入朝为相，迁监察御史，追赠户部尚书。著有《陋室铭》《竹枝词》《杨柳枝词》《乌衣巷》《天论》《刘梦得文集》《刘宾客集》，驻世71年。

卢仝（约795—835），自号玉川子，被尊称为"茶仙"，祖籍范阳（河北省涿州）人。唐代诗人，韩孟诗派重要人物。著有《茶谱》《玉川子诗集》等，驻世41年。

陆西星（1520—1606，又说1520—1601），字长庚，号潜虚子，又号方壶外史，江苏兴化人。明朝时道教内丹派东派的创始人。著有《封神演义》（有争议）、《丘长春真人青天歌测疏》《玄肤论》《金丹就正篇》《玄肤论》，驻世约82年或87年。

陆修静（406—477），字元德，自称"三洞弟子"，南北朝时吴兴东迁（今浙江吴兴东）人，懿族。道教茅山宗第七代宗师，宣和元年赐"真人""真君"，或加封二字，列御寇为"致虚观妙真君"，配享混元皇帝。著有《三洞经书目录》《道德杂说》《升元步虚章》《五芽导引元精经》，驻世71年。

陆游（1125—1210），字务观，号放翁，东京开封（今河南开封）人，祖籍越州山阴（今浙江绍兴），南宋文学家、史学家、爱国诗人。主持编修孝宗、光宗《两朝实录》和《三朝史》，官至宝章阁待制。著有《剑南诗稿》《渭南文集》《老学庵笔记》，驻世86年。

吕洞宾（798—卒年不详），名嵒（"嵒"或作"岩"），字洞宾，道号纯阳子，自称回道人。河东蒲州河中府（今山西芮城永乐镇）人，道教主流全真派祖师，世称"吕祖""纯阳祖师"，又称"孚佑帝君""吕纯阳""纯阳夫子""恩主公""仙公""吕祖"等，道家称他"妙道天尊"，民间传说八仙之一，也是"五文昌"之一。元时封为"纯阳演正警化孚佑帝君"，著有《吕祖全书》《吕祖诗集》（李涵虚辑）、《百字碑》《纯阳剑法》。

M

马齐（1644—1911），清人，著有《陆地仙经》，据说驻世约268年。

孟安排（生卒年不详），号称"青溪道士"，唐青溪一带修道隐居的道士，武则天圣历间，奏建荆州大崇福观，撰有《道教义枢》十卷。

孟子（约前372—前289），名轲，战国中期鲁国人（今山东邹城），思想家、政治家、教育家，孔子学说的继承者，儒家的重要代表人物，被称为"亚圣"。著有《孟子》，驻世84年。

密勒日巴（1040—1123），密勒日巴尊者，本名倪巴嘎，意为"闻喜"。宋代西藏著名佛学家，苦行僧，瑜伽修行者，哲人及诗人。著有《十万歌集》，驻世84年。

O

欧阳修（1007—1072），字永叔，号醉翁，晚号六一居士。出生于绵州（今四川绵阳），北宋政治家、文学家。官至翰林学士、枢密副使、参知政事，累赠太师、楚国公，谥号"文忠"，故世称欧阳文忠公。

宋代文学史上最早开创一代文风的文坛领袖，"千古文章四大"之一。主修《新唐书》，独撰《新五代史》，著有《欧阳文忠集》，驻世76年。

N

南怀瑾（1918—2012），出生于中国浙江温州，中国当代诗文学家、佛学家、教育家、中国古代文化传播者、学者、诗人、武术家、国学大师，历任台湾政治大学、台湾辅仁大学及中国文化大学教授。著有《论语别裁》《孟子旁通》《原本大学微言》《易经杂说》等共计30多册，驻世95年。

P

潘师正（584—682），字子真，赵州赞皇（今河北赵县）人，开拓茅山宗阵地，高宗及天后武则天诏赠太中大夫，谥号"体玄先生"，驻世99年。

裴一中（生卒年不详），字兆期，浙江海宁人，世医出身，明末医家，著有《裴子言医》。

彭祖（帝尧二十三至帝禹二十），又称篯铿、彭铿，先秦道家先驱之一，大彭国第一代始祖。中国烹饪鼻祖，气功祖师，房中始祖，长寿始祖，著有中国第一部养生学著作《彭祖经》，据传驻世约800年。

Q

钱钟书（1910—1998），原名仰先，字哲良，后改名钟书，字默存，号槐聚，曾用笔名中书君，江苏无锡人，中国现代作家、文学研究家，获牛津大学艾克赛特学院学士学位。著有《谈艺录》《写在人生边上》《围城》《宋诗选注》《管锥篇》，驻世89年。

屈原（约前340—前278），芈姓，屈氏，名平，字原；又自云名正则，字灵均，出生于楚国丹阳秭归（今湖北宜昌）。战国时期楚国诗人、政治家，中国浪漫主义文学的奠基人，"楚辞"的创立者和代表作家，被誉为"楚辞之祖"。任左徒、三闾大夫，兼管内政外交大事兼管内政。著有《离骚》《九歌》《九章》《天问》等，驻世63年。

R

容成公（上古黄帝时期，生卒年不详），又称容成子，字子黄，道东人（又说是四川人），黄帝之臣子，指导黄帝学习养生术，栖自太姥山炼药，后隐居崆峒山。著有《容成阴道》《容成子》，驻世200年。

S

邵雍（1012—1077），字尧夫，自号安乐先生，生于林县上杆庄（今河南林州市，一说生于范阳，今河北涿州）。北宋著名理学家、数学家、道士、诗人，"北宋五子"之一，宋哲宗元祐中赐谥康节。著有《皇极经世》《观物内外篇》《先天图》《渔樵问对》《伊川击壤集》《梅花诗》等，驻世66年。

施肩吾（780—861），字东斋，号栖真子，生于杭州府。唐宪宗元和十五年进士，杭州第一位状元，诗人、道学家，台湾澎湖的第一位民间开拓者。著有《西山集》《西山群仙会真记》《钟吕传道集》等），驻世82年。

司马承祯（639—735），字子微，法号道隐，自号白云子，河内郡温县（今河南温县）人。道教上清派第十二代宗师，仙宗十友之一，追赠银青光禄大夫，追赠正一先生。著有《服气精义论》《太上升玄消灾护命经颂》《形神版坐忘论》《天隐子序》《修真秘旨》《修身养气诀》《修真精义杂论》《修真秘旨事目历》《上清天地宫府图经》《上清含象剑鉴图》《灵宝五岳名山朝仪经》《采服松叶等法》《登真系》《茅山贞白先生碑阴记》《素琴传》《上清侍帝晨桐柏真人真图赞》，驻世97年。

司马相如（约前179—118），字长卿，汉族，蜀郡成都人，西汉辞赋家，汉赋的代表作家，后人称之为"赋圣"和"辞宗"。著有《子虚赋》《子虚赋》《上林赋》《大人赋》《长门赋》《美人赋》等，驻世62年。

宋太宗（939—997），赵光义，字廷宜，本名赵匡义，改名赵光义，即位后又改名赵炅，宋朝第二位皇帝，庙号太宗，谥号神功圣德文武皇帝。著有《缘识》《逍遥咏》,驻世59年。

苏轼(1037—1101),字子瞻、和仲,号铁冠道人、东坡居士,世称苏东坡、苏仙,眉州眉山(四川省眉山市)人,祖籍河北栾城。北宋中期文坛领袖,著名文学家、书法家、画家,为"唐宋八大家"之一,任翰林学士、侍读学士、礼部尚书等职,宋高宗追赠太师,谥号"文忠"。著有《东坡七集》《东坡易传》《东坡乐府》《潇湘竹石图卷》《古木怪石图卷》等,驻世65年。

孙不二(1119—1182),孙姓,名富春,志童,法名不二,号清静散人,或称孙仙姑,金代宁海县(今山东牟平)人。"北七真"之一,创立全真道清净派,简称清净派,后世坤丹道法之祖。元世祖至和六年(1269年)赐封"清静渊真顺德真人",元武宗加封为"清净渊贞玄虚顺化元君"。著作《孙不二女丹次第诗》《七言绝句七首》,驻世64年。

孙思邈(541—682,存争议),别号妙应真人、孙十常、白山药王,京兆华原(今陕西省铜川市耀州区)人,唐代医药学家、道士,后人尊称为"药王"。著有世界上第一部国家药典《唐新本草》以及《千金要方》《千金翼方》,据传驻世142年。

孙中山(1866—1925),名文,字载之,号日新,又号逸仙,又名帝象,化名中山樵。广东中山人,中国民主革命的伟大先驱,中华民国和中国国民党的缔造者,创立了《五权宪法》。他首举彻底反帝反封建的旗帜,"起共和而终两千年封建帝制"。著有《建国方略》《建国大纲》《三民主义》《民权初步》《孙文学说》《三民主义》《实业计划》等,驻世60年。

T

谭峭(860—968),字景升,五代泉州(今属福建)人,五代内丹承上启下的道教代表人物,南唐主赐号紫霄真人。著有十大兵书之一《太白兵法》《化书》,驻世109年。

唐僧（602—664），玄奘，本名陈祎，洛州缑氏（今河南洛阳偃师市）人，唐代著名高僧，法相宗创始人，尊称为"三藏法师"，后世俗称"唐僧"，中国佛教三大翻译家之一。历经17年印度取经并率弟子翻译出典75部（1335卷），译典著有《大般若经》《心经》《解深密经》《瑜伽师地论》《成唯识论》《大唐西域记》十二卷，《西游记》即以玄奘取经事迹为原型，驻世63年。

唐玄宗（685—762），李隆基，庙号玄宗，唐朝在位最长皇帝，开创开元盛世，谥号为至道大圣大明孝皇帝，多称其为唐明皇，另有尊号开元圣文神武皇帝。著有《唐玄宗御注道德真经》《霓裳羽衣曲》，驻世78年。

陶弘景（456—536），字通明，自号华阳隐居，南朝梁时丹阳秣陵（今江苏南京）人，著名的医药家、炼丹家、文学家。深受梁武帝萧衍信任，有"山中宰相"的称号。著有《本草经注》《集金丹黄白方》《二牛图》《华阳陶隐居集》等，驻世81年。

屠呦呦（1930—）浙江宁波人，中国中医科学院的首席科学家，药学家。因发现青蒿素获诺贝尔医学奖"生命科学杰出成就奖"，共和国勋章获得者。

W

王重阳（1113—1170）原名中孚，字允卿，入道后改名嚞（或喆），字知明，号重阳子，以"害风"自称。咸阳（今陕西咸阳）人，全真派创派祖师，著有《全真前后集》《韬光集》《云中录》《重阳教化集》，驻世64年。

王羲之（303—361，一说321—379），字逸少，琅琊临沂（今山东临沂）人。东晋时期书法家，有"书圣"之称，历任秘书郎、宁远将军、江州刺史，后为会稽内史，领右将军。其代表作《兰亭序》被誉为"天下第一行书"，驻世59年。

王阳明（1472—1529），王守仁，幼名云，字伯安，别号阳明，浙江余姚人。明代著名的思想家、哲学家、书法家兼军事家、教育家。弘治十二年进士，官至南京兵部尚书、都察院左都御史，平定宸濠之乱封爵新建伯，追赠侯爵。创立"阳明心学"著有《王文成公全书》《王阳明全集》《传习录》《大学问》，驻世58年。

　　魏伯阳（151—221），本名魏翱，字伯阳，道号云牙子，会稽上虞（今浙江上虞区）人，东汉时期黄老道家、炼丹理论家，道教丹鼎派的理论奠基人。著有《周易参同契》，驻世71年。

　　魏华存（252—334），晋代任城人，女道士，字贤安，又称紫虚元君、魏夫人，晋代任城人，女道士，尊奉为道教上清派第一代宗师，世称"南岳夫人"。中国民间信仰和道教尊奉的四大女神之一，著有《上清大洞真经》《黄庭经》，驻世83年。

　　伍冲虚（1574—卒年不详），师姓伍，自号冲虚子，龙门派字号守阳。生于江西省南昌辟邪里。著有《天仙正理并仙佛合宗语录全书》《天仙正理直论》《丹道九篇·缘起》。

X

　　谢自然（729—794），唐代女道士，今四川南充人，祖籍兖州（今属山东），世号为"东极真人"，驻世66年。

　　辛弃疾（1140—1207），原字坦夫，后改字幼安，中年后别号稼轩居士，山东济南人，豪放派词人，有"词中之龙"之称，南宋官员、将领，宋恭帝时获赠少师，谥号"忠敏"。著有《稼轩长短句》《水龙吟·登建康赏心亭》《永遇乐·京口北固亭怀古》《美芹十论》等传世，驻世68年。

　　徐福（生卒年不详），字君房，齐国（今山东）人，秦朝著名方士，道家名人，曾任秦始皇的御医，齐国（今山东）人，率三千童男童女自山东沿海东渡。

徐渭（1521—1593），初字文清，后改字文长，绍兴府山阴人，号青藤老人、青藤道士、天池生、天池山人、天池渔隐、金垒、金回山人、山阴布衣、白鹇山人、鹅鼻山侬、田丹水、田水月（一作水田月），明代著名文学家、书画家、戏曲家、军事家。"明代三才子"之一，中国"泼墨大写意画派"创始人、"青藤画派"之鼻祖，曾任胡宗宪幕僚。著有戏曲理论《南词叙录》杂剧《四声猿》《歌代啸》、画作《墨葡萄图》，驻世73年。

许逊（239—374），字敬之，别名许旌阳，南昌县（一说颍川汝南）人。晋朝时期著名道士，道教净明派祖师，尊称许天师、许真君、许祖，创立"太上灵宝净明法"，北宋政和二年诰封"神功妙济真君"。著有《净明宗教录·松沙记》《灵剑子》《太上灵宝净明飞仙度人经法》，驻世136年。

虚云（1840—1959），俗名萧古岩，字德清，别号幻游，出生福建泉州。一身兼承禅门五宗，中国佛教协会名誉会长，全国政协委员。著有《楞严经玄要》《法华经略疏》《遗教经注释》《圆觉经玄义》，驻世120年。

Y

颜真卿（709—784），字清臣，小名羡门子，别号应方。京兆万年（今陕西省西安市）人，祖籍琅玡临沂（今山东省临沂市），唐朝名臣、书法家，官至吏部尚书、太子太师，封鲁郡公，人称"颜鲁公"，追赠司徒，谥号"文忠"。开创"颜体"楷书，善诗文，著有《韵海镜源》《礼乐集》《吴兴集》《庐陵集》《临川集》、均佚，宋人辑有《颜鲁公集》，驻世76年。

杨泉（生卒年不详），字德渊，别名杨子，西晋梁国（治今河南商丘）人，西晋时期哲学家，道家崇有派代表人物，曾为吴国处士，后被征入晋，著有《太玄经》《物理论》《请辞》《蚕赋》《织机赋》。

尹喜（生卒年不详）字文公，甘肃天水人，号文始先生、文始真人、关尹。先秦天下十豪，周朝大夫、大将军、哲学家、教育家，时任大散关令。后遇老子，授其千古奇书《老子五千言》即今日之《道德经》。

益西措嘉（生卒年不详），出生于扎达地方的喀钦部族，金刚亥母的化身。莲花生大士传授其所有的法门，证得最高成就。著有《莲花生传》，据传驻世200年。

于吉（生年不详—200），一作干吉、干室。山东琅琊人，东汉末年著名方士，黄老道代表人物之一，著有《太平经》。

Z

曾国藩（1811—1872），初名子城，字伯涵，号涤生，官至两江总督、直隶总督、武英殿大学士，封一等毅勇侯，谥号"文正"，后世称"曾文正"。中国晚清时期政治家、战略家、理学家、文学家、书法家，湘军的创立者和统帅，攻灭太平天国。著有《治学论道之经》《持家教子之术》《冰鉴》《曾国藩家书》，驻世62年。

张澡（生卒年不详），字子新，万历九年（1581年）吴淞总兵，朝廷授征蛮将军印镇广西。著有《正续百将传节评》《孙子译语》《左氏附余》《覆瓿集》。

张伯端（984—1082），字平叔，号紫阳，后改名用成（诚），北宋天台（今属浙江）人。北宋内丹学的集大成者，后世尊为"道教南宗始祖"，敕封"紫阳真人"。著有《玉清金笥青华秘方》《金丹四百字》《金华秘诀》，驻世99年。

张道陵（34—156），字辅汉，原名陵，东汉丰县（今江苏徐州丰县）人，正一盟威道创始人，后世尊称老祖天师、正一真人、三天扶教大法师、高明上帝、张天师。著有《老子想尔注》，驻世123年。

张果老（生年不详，约596—735），本名张果，号通玄先生，字园林，交城（东关）小南巷人也，古代炼丹家、养生家、哲学家。唐玄宗授以银青光禄大夫，赐号通玄先生，中国古代神话传说八仙之一。著有《玉洞大神丹砂真要诀》《气诀》《阴符经太无传》《果老星宗》，驻世约140年。

张君房（生卒年均不详），字允方，若州安陆（今湖北安陆）人，北宋藏书家、道藏目录学家。景德二年（1005年）进士，官尚书员外郎、充集贤校理，钱塘县令，著有《云经七籤》《乘异论》《野语脞说》《科名分定录》《丽情集》《潮说》等。

张景岳（1563—1640），本名介宾，字会卿，号景岳，别号通一子，因善用熟地黄，人称"张熟地"，浙江绍兴府山阴（今浙江绍兴）人，明代杰出医学家，温补学派的代表人物及创始者。著有中医学经典《类经》《类经图翼》《类经附翼》《景岳全书》（含《新方八阵》）、《质疑录》等，驻世84年。

张良（约前250—前189），字子房，颍川城父（今河南许昌）人。秦末汉初杰出谋臣，"汉初三杰"之一，协汉王刘邦赢得楚汉战争，建立大汉王朝，助吕后之子刘盈成为皇太子，册封留侯，谥号文成，驻世62年。

张三丰（1247—1464），姓张名通，又名全一，字君宝（一作君实），号玄玄子。道号三丰，宋末元初真人，辽东懿州人。14岁中文武状元，18岁任博陵县令，后辞官修道为武当派开山祖师、民族英雄、内家拳始祖、太极拳始祖、武学泰山北斗、龙行书法始祖，敕封"忠孝神仙""犹龙六祖隐仙寓化虚微普度天尊""通微显化真人""韬光尚志真仙""清虚元妙真君""飞龙显化宏仁济世真君"。著有《大道论》《玄要篇》《无根树》《打坐歌》《玄机直讲》，据传驻世约212年。

张仲景（约150—154，约215—219），名机，字仲景，东汉南阳（今河南省）人，东汉末年著名医学家，被后人尊称为医圣。著有《伤寒杂病论》，是中医临床的基本原则，是中国医学史上影响最大的著作之一，驻世约141年，另说156年。

周癫（生卒年不详），无名字，人以为癫，唤名周癫、癫仙。明代建昌人（今属江西永修）。洪武（1368-1398年）初乞食南昌，后不知所终。周癫故事见于《明史》《画史会要》《名山藏》，明太祖朱元璋御制《周癫仙人传》。

朱熹（1130—1200），字元晦，又字仲晦，号晦庵，晚称晦翁，谥文，世称朱文公。祖籍徽州府婺源县（今江西省婺源），出生于南剑州尤溪（今属福建省尤溪县），宋朝著名的理学家、思想家、哲学家、教育家、诗人，闽学派的代表人物，儒学集大成者，世尊称为朱子。位列大成殿十二哲者中，受儒教祭祀，官拜焕章阁侍制兼侍讲，为宋宁宗皇帝讲学。著有《四书章句集注》《太极图说解》《通书解说》《周易读本》《楚辞集注》，驻世71年。

朱元璋（1328—1398），字国瑞，濠州钟离（今安徽凤阳）人，原名重八，后取名兴宗，又改名为"元璋"，明朝开国皇帝，年号洪武，庙号太祖，谥号开天行道肇纪立极大圣至神仁文义武俊德成功高皇帝。著有《大明太祖高皇帝御注道德真经》《御制皇陵碑》《周癫仙人传》，驻世71年。

庄子（约前369—约前286，一说公元前275年），姓庄，名周，宋国蒙人。战国中期思想家、哲学家、文学家，继老子之后道家学派的代表人物，庄学的创立者，与老子并称"老庄"，唐天宝初诏封为"南华真人"，宣和元年诏封为"微妙元通真君"。著有《庄子》，其中名篇有《逍遥游》《齐物论》等，驻世约86年，一说约95年。

附录二：《辟谷者信条》

辟谷者信条
国际辟谷节大会 撰写

我是谁，我已成为
我看见，我就拥有

我选择主动饥饿，我将不再被饥饿所操控
我选择中断咀嚼，我将不再被美味所束缚

我选择呼吸天地之灵气，我的气度将超凡脱俗
我选择吞咽宇宙之能量，我的智慧将与众不同

我选择将辟谷作为我的生活方式
我的自愈力将重新启动

我从不被环境主宰

我从不被外界安排

我选择联结人类同胞，世界便成为了亲人
我选择贡献我的所有，宇宙便充盈了欢乐

断舍是为了更珍贵
放下是为了更自由

感恩养育我的地球、感恩加持我的人
我会把健康、爱和加持传递出去

做自己的人生主宰
做自然的良心管家

这不仅仅是责任、义务甚至承诺
这完完全全是生命的尊贵、荣耀与富足

致 谢

这本书所填补的空白并非由我个人所完成，而是由中华民族的圣贤先人，中华文明的缔造者、思想者和实践者们所共同成就。他们的智慧、事迹和心血将这个空白赋予了生命力，我没有资格向他们致谢，唯有深深臣服。

致谢在这本书创作之中出现在我生命中的人。

致谢我的妻子妙应，她用爱滋养着我，并陪伴我经历所有的不确定，她是我人生意义之所在。致谢接引我入道的师父、先生，他们德高望重，修为精深，是我一生的榜样。致谢过去20年中曾经与我一起工作的同人与伙伴，他们曾经忍受了来自我的粗鲁和自负。致谢安庆市委、市政府以及当地贤达人士，当我申请创建"陈撄宁仙学文化研究会"时，他们提供了不可或缺的重要支持，为我写作本书提供了契机。

致谢李延明导师，他是激情的化身，是一个真正的付出者，他帮助我从沙漠走进绿洲。致谢吕光瑛导师，她既是一位教育家，也是一位哲学家，跟她的对话，构成我人生最美妙的部分。

致谢单爷，他是中国最优秀的诗人之一，他教给了我许多常识。致谢燕妮导师、如意导师、梁旭导师，他们都是所在行业中的翘楚，感谢他们的信任与支持。致谢大哥玄天，他对生命的热爱和对人的尊重感召了我和所有身边的人。致谢七妹周筱妮，她是永恒女性的代表，总是引人向上。致谢杨韬导师，他对静观的深入理解和精纯运用让我受益匪浅。致谢戴秀珍导师，跟她在一起总是如沐春风。致谢樊晓燕导师，她致力于创造一个幸福世界，以持之以恒的乐观与愿景激发着我，是一位了不起的女人。致谢六弟周雷忠，他在商业上的出色创造力引发了我的灵感。致谢所有的弟子，你们让我变得更加喜悦和负责任，使我更加理解了什么是尊重与承诺。致谢弟子龙海涛，他永远充满能量，杰出而值得信赖，没有他的承担我无法完成这本书的写作。致谢三妹侍艳丽，她的细心体贴总是让我感到踏实。致谢四弟彭显，他白乐桥畔的禅舍是我可靠的家。致谢弟子仙子，她的品行就像她的茶道一样，优雅不俗。致谢JOJO导师，她的铜锣冥想至今回响，无比美妙。

致谢我的师兄真武子道长，他的无私和宽厚让人感到温暖，在内江玉皇观里，我度过全国新冠疫情肃杀的5个多月，安心完成了这本书的写作。致谢师兄妙善，她"妙手回春，善行天下"。致谢两位师兄门下众多弟子的任劳任怨，尽心服务。致谢弟子赵美龄秘书长，她始终陪伴我和妙应，共同度过许多难忘的时刻。她不忘初心，努力践行自己的使命，致力创造一个美好家园。致谢师兄陈冠全和他的夫人林芸甄，他们温文尔雅，心有大爱，一直给予我巨大而无私的帮助。致谢师兄刘安靖，没有他参与和助力，我不可能这么顺利地完成写作。致谢师兄罗政，他的榜样作用赋予我持续精进的动力。致谢师兄曾伟，他是一位地球艺术家，构造着环保事业帝国，他对我的支持自始自终。致谢我的妹妹何平，多年都是她在照顾母亲，牺牲了个人。致谢我妻子的四个姐姐，她们总是在需要时出现，像一群天使。致谢许滨先生和他的夫人平姐，支持与陪伴着我的人生。

致谢师兄罗水，十年来一直致力于辟谷事业，他的《生活道》让养生进入了生活。致谢师兄李东，他是鹰潭老子学院的执行院长，多年为弘道而努力。致谢弟子陈明坤导师,她总是挑战自我,刻苦敬业,是杰出女性的代表。致谢弟子韩国丰和叶杨,他们是青年领袖,率领着小伙伴们,投身到生命经济当中,勇立潮头,担当大任,协助创建了"东方智慧人文发展基金",赋能我们的事业。致谢邓文平先生,他的性情就像水一样滋润人心。致谢鲁周先生,我在整整三月里,每天边喝着他的美酒"赤源液"边写作,灵感如泉涌。致谢弟子班大胜,他的爱心和他的五常大米一样芬芳着身边所有人。致谢弟子楚乐天,他的善良和他的歌声一样动人心弦。致谢王东老师,他对区块链的理解与运用令我心生向往。致谢侯宝军先生和他的夫人,他们的坦诚与友爱令我心生欢喜。致谢弟子谷承远,他的大方照亮前程。致谢弟子刘婷莉,她的热心点燃梦想。致谢娄宏强先生,他打造的"红石山谷"完美体现了工匠精神,是我心中的表率。致谢贾海珍女士,她的"乐和仙谷"是我最初的坛场。致谢周志勇先生,他的支持与理解给了我很多思考。

致谢谢永刚先生,他是真心英雄。致谢他的家人和他的团队:张云伟、于连春、顾国庆、任俊、白娟。致谢覃启舟先生,他有情有义,在我急需时伸出援手,慷慨解囊。致谢王建才先生,他的豪情永记在心,我欠他一杯酒。致谢耿峰导师,她拥有无与伦比的领悟力,总是带给人美好与快乐。致谢弟子邱伟,他的才能深邃而敏锐。致谢弟子刘颇男,她拥有无私美德。致谢王家莳先生,他是一位胸怀宽广的统帅。致谢张迅诚先生,他是一位同行者。致谢周贵玉先生,他的仗义是及时的。致谢弟子王晓伟导师,他的洒脱是非凡的。致谢弟子朱继先,他为了他人默默承受着生命中不能承受之重。致谢弟子杨咏导师、致谢弟子御莲导师、致谢嘉钰导师,致谢希瓦洋洋导师,是他们对辟谷事业的大力支持激发了我写作本书的灵感。致谢弟子莫凡,他充满了冲劲和决心,是一个修行者。致谢弟子陆源,他是勐海的女婿,跟他相遇,就是与茶相遇。致谢弟子关芳,她独立自主。致谢弟子方艳,她细心体贴。致谢弟子戈义华,他睿智坚定。致谢王龙先生,很难找到一个比他更善良的人,他是"王茅"的传人。致谢弟子李家铭,很难找到一个比他更有耐力的人,他是"独立油品"的缔造者。致谢张润郎,他是一个素食达人,也是一个好和尚。致谢奇迹女王可佳导师,她的升维令我惊叹。致谢草篆天王子庐老师,他是我的榜样。致谢史宏伟老师,他的摄影让我把最好的形象展现给世界。致谢赵龙先生,帮助我度过一段困难的日子。致谢弟子陈成果,他的无惧总是给我带来意外的体验。致谢弟子张正文,他是好样的。致谢弟子郑婷,她是奉爱的。致谢弟子戴华,他是沉静的。致谢弟子赵云,他自信信他。致谢弟子尹佳晨,他自度度人。致谢王馨女士,她的信任一如既往。致谢张洪江先生,他的谦和无以复加。致谢弟子刘隐,他的才华非同寻常。致谢弟子侯伟成,他就像一个坚强的后盾。致谢张亮先生,他的爱心是一份大礼。致谢弟子王希扬,他坚定的信念和苦行的实践是一条金光大道。

致谢胡孚琛先生,他的著作帮助我建立起了关于丹道的基本框架。致谢熊春锦先生,他的著作为我开启了经典之门。致谢陈全林先生,他的每一本著作都令我爱不释手,为我写作本书带来了无数灵感。致谢施仁潮先生,他的《轻身辟谷术》是我读到的第一部有关辟谷的专著,弥足珍贵,受益匪浅。致谢王志远先生和卢国龙先生,由王先生主编、卢先生创作的《道教知识百问》厘清了我对道教在中华文明中的价值与地位的认识。到谢程宝良先生,他的《丹道源流》就像一座宝库。致谢无名氏先生,他的《内证观察笔记》帮我洞察了生命的奥秘。致谢李辛先生,他的《经典中医启蒙》帮我认识了真正的中医。

致谢王歌老师,他著有《中华辟谷养生》。致谢胡耀中老师,他著有《辟谷传道三十年》。致谢盛紫玟老师,他著有《都市人的辟谷养生》。致谢王晓巍老师,他著有《餐风饮露:像神仙一样生活》。阅读以上诸位老师的大作,给我带来很多启发。致谢樊馨蔓老师,她的《世界上到底有没有神仙》是最早为辟谷事业张目之作。致谢郭连杰先生,他在辟谷教育领域耕耘多年,为行业的发展做出了贡献。致谢张渭廉先生,他勇于创新,为行业的发展做出了牺牲。致谢广东中山大学附属第一医院博士研究生导师秦秦鉴教授和宁夏医科大学的李保有、郭建红、俞海虹、燕晓雯等诸位老师,他们通过自己的专业和临床验证了辟谷的价值。致谢所有在辟谷领域坚持耕耘者。凡含泪播种的,必欢呼收割!

致谢两位已经仙逝的大师,一位是萧天石先生,另一位是李瑾伯先生,前者的《道海玄微》和后者的《呼吸之间》给我带来相关知识领域的巨大收获。致谢徐恒泳教授,他关于"有机调理"的演讲为我打开了有机世界的大门。致谢胡删老师,她的《有机让生活更美好》坚定了我走向有机之路的决心。致谢徐嘉博士,他的《非药而愈》真切表达了我的心声。致谢柯林·坎贝尔博士,他是一位正直的巨人,他与其子托马斯·坎贝尔及霍华德·雅各布森撰写的一百多万字巅峰之作《救命饮食:中国健康调查报告》《救命饮食:全营养与全健康从哪里来》充满了勇气挑战,为了让更多人活得更健康倾注心血。致谢乔纳森·韦纳先生,他的《留恋人世:长生不老的奇妙科学》让我了解西方世界同样有一群有志之士在关注"长生之道"。致谢雷·库兹威尔和特里·格罗斯曼两位了不起的硅谷科学家,他们的《长生不老》提供了一个可以参考的写作版本。还有波兰的魏鼎先生和澳洲的洁丝慕音女士,他们的学说与实践鼓舞了我的信心。

致谢一位已逝的宗师(请原谅我不能讲出他的名字),他虽然不是中国人,却对中国的源头文化推崇备至,他将居住和讲学场所分别命名为"老子屋"和"庄子屋"。他对"老庄"的解读令我茅塞顿开,叹为观止。致谢苹果的创始人乔布斯,他留下的"Stay hungry, Stay foolish"金句是对东方智慧的致敬,让我理解了成功并不会妨碍一个人的成长。致谢"胡润百富",他们从2017年至2020年,连续四年对中国高净值人群的调查,辟谷都名列他们未来选择项的前十,作为一种高尚运动被追捧,客观证明了辟谷需求的存在。致谢歌曲《May it be》和它的演唱者,歌曲《One I love》和它的演唱者,这两支歌曲陪伴着我的阅读和写作的全部时光,已经成为我内在的音乐。更要致敬歌手赵鹏,他的伟大歌曲《殇》是献给新冠疫情下的众生最为恰当的音乐,也表达了我跟世界的对话,以及我对逝者的深深悼念。

致谢弟子吴有森，没有他的出版公司，这本书难以及时出版。

致谢的名单在我内心不断流淌着。还有许多经过我的生命却没有被记录下来的人，在此一并致谢！他们的爱、慈悲与祝福终将显化！

庚子鼠年壬午月庚寅日 河北廊坊 华胥园